Kohlhammer

Die Autorin

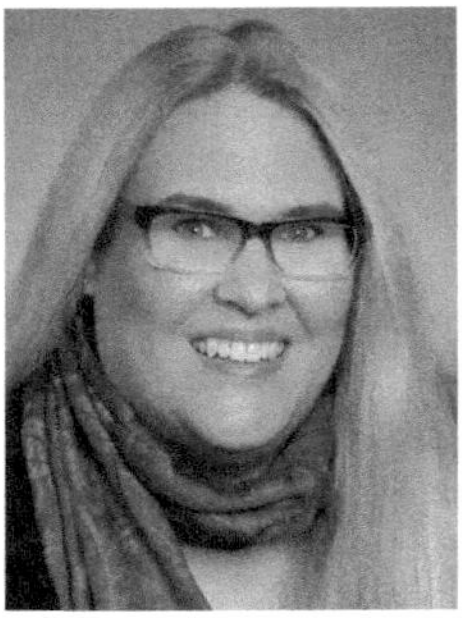

Melanie Kalb ist Diplom-Sozialpädagogin und Psychologin (M. Sc.). Als Kinder- und Jugendlichenpsychotherapeutin (tiefenpsychologisch fundierte Psychotherapie und analytische Psychotherapie) ist sie in eigener Praxis sowie in einer kommunalen Jugend-, Familien- und Erziehungsberatungsstelle tätig.

Melanie Kalb

Reverie in der Kinder- und Jugendlichenpsychotherapie

Beziehungsaufbau fördern, unbewusste Konflikte erforschen

Verlag W. Kohlhammer

1. Auflage 2023

Gesamtherstellung: W. Kohlhammer GmbH, Stuttgart

Print:
ISBN 978-3-17-042334-3

E-Book-Formate:
pdf: ISBN 978-3-17-042335-0
epub: ISBN 978-3-17-042336-7

Inhalt

1 Einleitung

Reverie ist ein Konzept, was von Bion (2013a) auf Grundlage der Überlegungen von Klein (1946) ausformuliert und von Ogden (2001) auf die therapeutische Beziehung zwischen Therapeut und Patient übertragen wurde.

Der Name Reverie erinnert an das französische Wort »rêve«, was übersetzt »Traum« bedeutet, sodass das Wort »Rêverie« eine »Träumerei« beschreibt. Jeder kennt diese Träumereien, die sich dadurch auszeichnen, dass die Aufmerksamkeit sich von äußeren Reizen entfernt und sich der inneren Welt zuwendet.

In der Literatur wird das Reverieerleben und die Nutzung von Reverien im therapeutischen Prozess in der Regel für die Arbeit mit erwachsenen Patienten[1] beschrieben. Obwohl es sich um ein Konzept handelt, was den Ursprung in einer kindlichen Entwicklungsphase hat, die noch vor der Sprachentwicklung liegt und die altersphasengerechte psychische Weiterentwicklung in den Fokus nimmt, wird das Konzept in der Kinder- und Jugendlichenpsychotherapie bisher eher vernachlässigt. Ein Grund dafür könnte sein, dass die Anwendung des Konzeptes vom Therapeuten erfordert, Material zu erschaffen, das auch eigene Themen und unverarbeitete Anteile enthalten kann. Gerade in den psychodynamischen Therapien könnte dies die Frage aufwerfen, ob die Nutzung von Reverie im therapeutischen Prozess als Behandlungsfehler angesehen werden kann, da der Therapeut vermeintlich eigenes Material beisteuert und dem Patienten offenbart. Reverien sind Teil eines unbewussten Kommunikationsprozesses und werden bisher mit den Mechanismen der projektiven Identifika-

1 In diesem Buch wird aus Gründen der besseren Lesbarkeit das generische Maskulinum verwendet. Es sind immer alle Geschlechter mitgemeint.

tion und des Containings erklärt (Bion, 2013a). Meiner Ansicht nach bleibt aber im Ungewissen, wie genau die Kommunikation zwischen Therapeut und Patient abläuft, da die Belegung des Therapeuten mit projektiven Identifikationen durch den Patienten und das Containing des Therapeuten nur ein Teil des Prozesses sein kann.

Es fehlt eine Beschreibung, welche Mechanismen aufseiten des Therapeuten den Umgang mit projektiven Identifikationen im Kontext von Containing ergänzen und welche Voraussetzungen dafür gegeben sein müssen, dass es zum Reverieerleben kommt, was im therapeutischen Prozess dann genutzt werden kann, um dem Patienten eine psychische Weiterentwicklung oder gar Heilung zu ermöglichen. Weiterhin bleibt das Ziel oder die Funktion von Reverie im therapeutischen Prozess im Unklaren.

Für Hermon (2016) ist Reverie erstens ein Instrument, um Dynamiken, die in der Therapiestunde stattfinden, zu konzeptualisieren und zu verstehen. Und zweitens ein intersubjektives Event während der Sitzung, das die kommunikativen Informationen contained. Diese Konzeptualisierung legt bereits nahe, dass es sich bei Reverien um einen Verstehenszugang und auch um eine Form der Behandlungstechnik handeln kann, da sowohl neue Informationen generiert und diese dann auch therapeutisch in der Interaktion mit dem Patienten genutzt werden können. In der therapeutischen Arbeit mit strukturschwachen Patienten erlebe ich Reverien manchmal als einzigen Ansatzpunkt für den Beziehungsaufbau oder das Erforschen der unbewussten Konflikte, gerade wenn beim Patienten Teilobjekte existieren und Ich-Störungen vorliegen.

Hermon (2016) unterstützt diese Erfahrung, indem er sagt, dass Reverie manchmal der einzige mögliche Modus sein kann, um in einer Sitzung oder zwischen zwei oder mehreren Sitzungen zu fühlen, denken, träumen und zu reden, wenn in der Behandlungsstunde primäre Gedankenprozesse herrschen und primitive Impulse sowohl den Therapeuten als auch den Patienten zu überfluten drohen. Diese sind ein Angriff auf die Denkfähigkeit des Therapeuten und der Versuch, in ihm etwas zu erkennen und von ihm in einem Prozess der Subjektwerdung erkannt zu werden. Die Reverien des Therapeuten formen eine intersubjektive Beziehung zwischen ihm und dem Patienten, die es dem Patienten ermöglichen, sich im Therapeuten zu erkennen, was wiederum dafür spricht, der therapeutischen Beziehung mehr Aufmerksamkeit zu geben und Reverien als Behandlungstechnik zu nutzen.

Nach Hermon (2016) braucht das Kind in diesem Prozess die Fähigkeit zur Reverie eines signifikant Anderen, die gleichzeitig als Container und als Möglichkeit des Erkennens dient. Auch Ogden (2007) sagt, dass die Fähigkeit zur Reverie ein entscheidendes Element in der erkennenden Umwelt des Kindes und sehr wichtig im Prozess der Subjektwerdung ist. Das Ziel des Therapeuten sollte seiner Meinung nach daher sein, das verletzte Subjekt des Kindes durch das Erkennen von versteckten aufflackernden Flammen der Subjektivität zu rehabilitieren.

In diesem Zusammenhang bleibt für mich unklar, welche Elemente die therapeutische Beziehung charakterisieren und ob besondere Formen der Kommunikation eingesetzt werden sollten, um den Prozess der Subjektwerdung der Patienten zu unterstützen. In der Regel wird Reverie in der Literatur als innerpsychisches Konzept betrachtet. Hinweise auf kausale Zusammenhänge zwischen Reverien und äußeren Ereignissen ließen sich in der Literaturrecherche nicht finden.

Ich möchte in diesem Buch den Versuch unternehmen, herauszuarbeiten, auf welche Weise Reverien in der Kinder- und Jugendlichenpsychotherapie genutzt werden können, um das unbewusste Material des Patienten erfahrbar zu machen und damit im Hinblick auf eine Integration der vormals unzugänglichen Aspekte in das Selbstbild zu arbeiten. In der Literatur fehlt bisher auch eine Beschäftigung mit dem Einsatz von Reverien als Verstehenszugang und Behandlungstechnik in der Kinder- und Jugendlichenpsychotherapie, die über das theoretische Konzept der Reverie hinausgeht.

Zu diesem Zweck möchte ich in Kapitel 2 über einen visuell-intuitiven Zugang in das Konzept der Reverie einführen, bevor ich in Kapitel 3 verschiedene Ansätze und theoretische Konzeptionen vorstelle. Dabei zeige ich die wesentlichen Annahmen von Bion (2013a) auf, der den Grundstein für die heutigen Ansichten zum Reveriekonzept legte und arbeite im weiteren Verlauf heraus, wie Reverie heute beispielsweise von Ogden (2001) verstanden und genutzt wird. Die Grundlagen des Reverieerlebens und der Reverienutzung im therapeutischen Prozess werden in Kapitel 4 dargestellt. Kapitel 5 ist gedacht als Verbindung von Theorie und Praxis. Anhand von Behandlungsszenen möchte ich darstellen, wie verschiedene

Reveriekonzepte sowohl als Verstehenszugang und auch als Behandlungstechnik im therapeutischen Prozess mit Kindern, Jugendlichen und jungen Volljährigen eingesetzt und genutzt werden können. Den Abschluss des Buches bildet eine Diskussion der zentralen Erkenntnisse der bisherigen Kapitel.

Da ich zu späteren Zeitpunkten immer wieder auf Fallbeispiele bestehend aus Behandlungsszenen zurückgreife, möchte ich kurz erwähnen, dass ich diese im Sinne von Synchronizitätsphänomenen werte. Bei einem synchronistischen Ereignis spiegelt das äußere Geschehen unerwartet die innere Stimmung oder ein inneres Bild des Beobachters. Bei diesen Koinzidenzen sind Innen und Außen, Psyche und Materie nicht durch eine Wirkung (»akausal«) sondern durch einen Sinn verknüpft, wobei unter Sinn ein sinnvoller Zusammenhang verstanden wird (Atmanspacher, Primas, Wertenschlag-Birkhäuser, Pauli & Jung, 2013).

Bei Synchronizitätsphänomenen verhalten sich die inneren und äußeren Fakten gemäß Sparks (2007) so, als ob es einen Sinnzusammenhang gäbe, der uns auf bewusster Ebene nicht bekannt ist. Ein Synchronizitätsphänomen trägt seiner Ansicht nach gemäß eine Botschaft aus der Gegenwart in die Zukunft, im Gegensatz zur Kausalität, die die Vergangenheit mit der Gegenwart verbindet. Ein Synchronizitätsphänomen besteht gemäß Jung (2011) aus zwei Faktoren:

- einem unbewussten Bild, das direkt (wörtlich) bzw. indirekt (symbolisch oder angedeutet) als Traum, Einfall oder Ahnung ins Bewusstsein gelangt.
- einem objektiven Tatbestand, der mit dem Inhalt dieses Bildes koinzidiert.

Ein Synchronizitätsphänomen sagt also aus, dass die Glieder einer Koinzidenz durch Gleichzeitigkeit und Sinn verbunden sind und der Sinn sich durch innere Bilder manifestiert.

2 Reverie – ein visuell-intuitiver Ansatz

Bevor ich die theoretischen Grundlagen der Reverie darstelle, möchte ich einen beschreibenden Zugang zu diesem Thema nutzen. Ich bitte an dieser Stelle die Lesenden um Geduld, Offenheit und Sanftmut für diesen Ansatz, auch wenn er sich vielleicht erst später erschließt. Da Reverien in der Regel zwischen zwei Personen stattfinden, sind sie für Dritte verständlicherweise in der Regel schwer nachvollziehbar. Ich bitte dies zu berücksichtigen und sich auf das nun folgende Kapitel, vor jedem Verstehen, einzulassen.

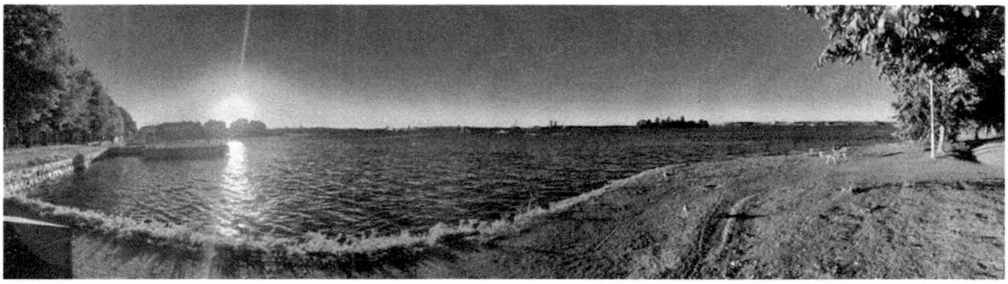

Abb. 2.1: Hafenbecken von Helsinki (Quelle: eigene Aufnahme)

Das obenstehende Foto (▶ Abb. 2.1) entstand im Sommer 2020 auf der Insel Suomenlinna im Hafengebiet von Helsinki, während ich auf einer Parkbank saß und irgendwann merkte, dass ich Reverien über das Thema Reverie habe. Auf dem Foto sind Elemente und Prozesse dargestellt, die für mich im Kontext des Reverieerlebens und der Nutzung dieser charakteristisch sind, weswegen ich diese nachfolgend näher beschreiben möchte. Die Lesenden sind gerne eingeladen, ihre Gedanken schweifen, und sich von den Geschehnissen auf dem Foto ebenfalls berühren zu lassen, fast so, als würden sie neben mir auf dieser Parkbank sitzen.

In den Unterkapiteln 2.1 bis 2.6 möchte ich ausgehend von meinen Reverien über Reverie beschreiben, welche Elemente und Prozesse ich im Kontext der Nutzung von Reverien in der Kinder- und Jugendlichenpsychotherapie für wichtig halte, bevor ich das Thema Reverie dann in ► Kap. 3 in einen theoretischen Kontext einbette.

Ich stelle mir vor, dass das Ufer im Bildvordergrund für den Therapeuten steht und das Ufer im Bildhintergrund für den Patienten und dass die Reverie des Therapeuten das Äquivalent zum freien Assoziieren des Patienten ist. Therapeut und Patient stehen miteinander in einer Übertragungs-Gegenübertragungsbeziehung und können gemeinsam in einem prozesshaften Geschehen die (unbewussten) Themen des Patienten ergründen. Dabei wirken der Therapeut und der Patient verbunden, obwohl sie es nicht sind, und zwischen ihnen liegt das Unbewusste in Form eines Meeres. Obwohl das Foto hier statisch ist, ist die Grundlage des Fotos ein dynamisches, prozesshaftes Geschehen.

Während ich auf der Parkbank sitze, nehme ich zuerst wahr, dass es zwischen beiden Ufern unterschiedliche Verbindungen gibt: Brücken, Fähren, imaginierte Wege im Winter über gefrorenes Eis bzw. im Sommer auf dem Meeresboden und Möwen, die hin- und herfliegen können. Die untergehende Sonne zieht die Aufmerksamkeit auf sich, man sieht die Bäume und den Fähranleger auf der linken Seite, weswegen die Insel in der rechten Bildmitte und alles rechts daneben eher aus dem Aufmerksamkeitsfokus fallen. Wenn ich das gegenüberliegende Ufer fixiere, merke ich, dass es mir als wenig konturiert erscheint, weswegen ich beginne, darüber zu fantasieren, welche markanten Gebäude mir bekannt vorkommen und wo ins Stadtbild ich sie einordnen würde. Ich stelle mir das Meer als das Unbewusste des Patienten vor und zugleich als etwas, das Patient und Therapeut gemeinsam erkunden können. Auch hier bekomme ich Fantasien: Was wohl im Meer leben oder gefunden werden würde und wie es sich anfühlen würde, darin zu schwimmen? Ich kann spüren, wie aufregend es wäre, neue Meeresbewohner zu finden oder wie sehr es mich emotional in Aufruhr bringen würde, auf Haie zu treffen und ich frage mich, wie die Patienten auf beides reagieren würden. Ich kann die Neugier spüren, das Meer zu erkunden, um dabei vielleicht auch dem entfernten Ufer mehr Kontur geben zu können, auch weil ich näher rankommen würde.

Ich schaue nacheinander alle sichtbaren Elemente an und merke, dass sich in mir spontan Impulse regen, als ich mich frage, was mich wohl auf der Insel erwarten würde. Obwohl ich über die Insel nachdenke, denke ich gleichzeitig auch über den Patienten nach. An dieser Stelle fällt mir auf, dass es gut wäre, wenn ich mit dem Patienten gemeinsam über die Insel nachdenken könnte, um eine Idee zu bekommen, wie er sich diese vorstellt.

Mein Blick folgt den Fähren und Brücken und ich muss daran denken, dass sie Kommunikationswege zwischen den beiden Ufern sind. Eine ankommende Möwe gibt mir das Gefühl dass auch sie ein Kommunikationsweg ist, die aber keine zwei Punkte starr verbindet, sondern sehr flexibel ansteuern kann, was sie interessiert. Sofort schweifen meine Gedanken ab und ich male mir in Gedanken Orte aus, auf denen sie landen wird und fantasiere die Beschaffenheit dieser Orte und die Bedeutung dieser für das Hafengebiet und damit im übertragenen Sinne für den Patienten.

Ich stelle mir inspiriert davon auch vor, mich mit dem Patienten zusammen im Meer treiben zu lassen, was in mir auch wieder Bilder entstehen lässt über Orte, die wir gemeinsam entdecken würden.

Ich konnte im Sommer 2020 an verschiedenen Tagen stundenlang dort sitzen und immer wieder zeigten sich neue Fantasien über das Hafengebiet oder die Fantasien vom Vortag setzten sich fort. In diesem Moment spürte ich innerlich, dass ich das Thema Reverie durch dieses Treiben am Finnischen Meerbusen emotional verstanden habe, ohne es kognitiv durchdrungen zu haben.

Alle Elemente, die ich eben erwähnte, sind für sich genommen und auch im Zusammenspiel bedeutsam. Das Zusammenspiel soll in den folgenden Unterkapiteln genauer betrachtet werden, um eine Vorstellung darüber zu entwickeln, wie sich die Lesenden den Einsatz von Reverien in der Kinder- und Jugendlichenpsychotherapie vorstellen können. Die Gedanken der nachfolgenden Unterkapitel entstammen auch meinen visuellen Eindrücken, die ich im Sommer 2020 auf der Parkbank auf Suomenlinna beim Betrachten des Treibens im Meer bekam, sodass ich die Lesenden noch einmal bitten möchte, sich im Folgenden auf eine gemeinsame Reise einzulassen.

2.1 Der Therapeut und der Patient – die beiden Ufer

Der Therapeut und der Patient nehmen im Kontext von Reverieerleben und dessen therapeutischen Nutzung einen zentralen Stellenwert ein. Beide wissen um die Existenz des anderen und sind aufgrund des Eingehens einer therapeutischen Arbeitsbeziehung gewillt, in Interaktion zu treten. Reverie ist meiner Ansicht nach eine Methode des Therapeuten, mit der er auf freie Assoziationen des Patienten reagieren kann. Dadurch wird es möglich, das entfernt liegende Ufer (den Patienten) und den Zwischenraum zwischen beiden (das Meer) zu ergründen und besser kennenzulernen.

Ich stelle mir die Interaktion zwischen beiden folgendermaßen vor: Wenn der Therapeut den Patienten kennenlernt, bekommt er einen Erlebens- und Verhaltensabschnitt zu sehen, beispielsweise den Fotoausschnitt von ▶ Abb. 2.1. Der Therapeut kann sich ein Bild darüber machen, wie er den Patienten wahrnimmt und was beispielsweise seine Worte oder die Berührung beim Händedruck in ihm auslöst. Oft entsteht dadurch schon ein Eindruck, der eng mit der die Vorstellung begründenden Symptomatik zusammen hängt. Dieser erste Eindruck ist oft sehr intuitiv und noch nicht durch lebensgeschichtliche Fakten gefärbt.

Es folgt dann ein meist verbaler Austausch zwischen beiden, indem der Patient erstmalig bewusst etwas von sich preisgibt. Dadurch erhält der Therapeut ein schon mehr oder weniger zusammenhängendes Bild vom Patienten. Man könnte sagen, dass der Therapeut das entfernte Ufer erkundet und es dadurch an Kontur gewinnt, sodass markante Dinge für den Therapeuten bereits sichtbar werden. Durch Nachfragen des Therapeuten wird das Bild immer detaillierter. Dies kann auf einer rein bewussten Ebene stattfinden.

Parallel dazu kann der Therapeut auch einen unbewussten Zugang nutzen. Er kann den Patienten auf sich wirken lassen, so wie er das entfernte Ufer, das sich immer konturierter zeigt, auf sich wirken lassen kann. Der Therapeut ist auf die Mithilfe des Patienten angewiesen. Denn sonst kann er sich nur darauf fokussieren, was er sieht und assoziiert. Wenn der

Patient ihm auf der bewussten Ebene und auch unbewusst durch das Einlassen auf eine therapeutische Beziehung Informationen zur Verfügung stellt, kann der Therapeut diese in das bisherige Bild einordnen und dann auch wieder auf sich wirken lassen, wodurch sich Veränderungen am bisherigen Eindruck ergeben können.

Auch der Patient auf seiner Seite versucht sich ein Bild von seinem Therapeuten zu machen. Da Therapeuten im Sinne des Abstinenz- und Neutralitätsgebotes keine privaten Informationen zur Verfügung stellen, kann der Patient aufgrund des Verhaltens und der Reaktionen des Therapeuten sowie den gestalterischen Rahmen- und Ablaufbedingungen der Praxis prüfen, ob er sich gehalten genug fühlt, um sich auf die therapeutische Beziehung einzulassen. Es entsteht zwischen beiden eine Verbindung, die zunächst visuell, auditiv und olfaktorisch geprägt ist.

Wenn beide nun in Interaktion treten, lernen sie sich gegenseitig immer mehr kennen unter Berücksichtigung der oben genannten »ungleichen« Bedingungen. Der Patient gibt eine Information (bewusst oder unbewusst) und erfährt die Reaktion (direkt durch Worte oder indirekt durch Körpersprache oder Mimik bzw. Sprachmodulation) des Therapeuten. Dadurch kommt ein Erleben durch eine neue Sinneserfahrung hinzu: (emotionales) Fühlen. Um genau diese Qualität geht es bei der Reverie, weswegen ich im nächsten Unterkapitel gerne beschreiben möchte, wie Patient und Therapeut miteinander in Kontakt stehen.

2.2 Das »Zwischen-uns«

Neben den vom Patienten präsentierten Fakten geht es in der Therapie auch darum, das Material auf Stimmigkeit und Wahrhaftigkeit zu prüfen. Dies funktioniert in der Regel nicht anhand objektiver Kriterien, sondern ergibt sich durch einen intuitiven Impuls.

Das Unbewusste ist zugleich ein verbindendes und trennendes Element zwischen Patient und Therapeut, ähnlich wie ein Meer zwischen zwei Ufern. Dadurch bietet es auch die Möglichkeit, dass Patient und Therapeut sich im Unbewussten treffen. Dem psychodynamisch ausgebildeten Therapeuten sind Themen, die ihn lebensgeschichtlich geprägt haben, in der Regel zu einem großen Teil durch Selbsterfahrung bewusst. Der Patient ist auf der Suche danach oder hat meistens nur ein intuitives Wissen darüber. Daher kann davon ausgegangen werden, dass dem Therapeuten ein mehr oder weniger großer Teil des Unbewussten zwischen beiden bekannt ist und es aber auch noch Bereiche gibt, die sowohl Therapeut als auch Patient nicht kennen.

Wenn Therapeut und Patient beginnen, das Unbewusste des Patienten zu erforschen, können sie dabei auf Bereiche stoßen, die dem Therapeuten bekannt sind oder beide bekommen es mit etwas Unbekanntem zu tun. Die Arbeit in für den Therapeuten bekannten Themen sind für den Patienten verunsichernd, weil er es mit unbekannten Themen zu tun hat, während der Therapeut hier Sicherheit genießt. Wenn beide an unbekannten Themen arbeiten, kann auch der Therapeut seine Sicherheit verlieren, weil schwerer einschätzbar ist, welche eigenen Themen sich mit den Themen des Patienten vermischen. Dies kann bei beiden emotionalen Aufruhr hervorrufen. Der Therapeut ist gefordert, diese in sich zu halten, sie zu verarbeiten und sie für den Patienten in erträglicheres Material umzuwandeln.

Eine Möglichkeit des Verarbeitens besteht darin, die unbewussten Themen mit dem Patienten zu erfassen und sich auf einer sehr kognitiven Ebene anzusehen. Dies ist vergleichbar mit einer Fährfahrt über das Meer oder einer Meeresüberquerung über eine Brücke, bei der sich markante Themen in Gestalt von Tieren, Schiffen oder Gegenständen zeigen können.

Eine weitere Möglichkeit des Verarbeitens besteht darin, darüber zu fantasieren, welche Bedeutung der emotionale Aufruhr und die damit verbundenen unbewussten Themen für den Patienten haben. Dies entspricht, um im Bild zu bleiben, dem Verfolgen von Möwen, verbunden mit fantasievollen Gedanken über mögliche Flugziele. Dem Therapeuten wird es so möglich, nachzuspüren, ob sich das erhaltene Material auf einer intuitiven, emotionalen Wahrnehmungsebene stimmig anfühlt. Durch das Fantasieren können sich auch Themen zeigen, die auf einer rein kognitiven Ebene nicht entdeckt worden wären. Dies ist vergleichbar mit dem Schwimmen im Meer. Die Augen können das erspähen, was nahe der

Wasseroberfläche stattfindet, aber die Extremitäten können in tiefere Ebenen spüren. Sich im Wasser schwimmend zu bewegen, bedeutet auch, Punkte ansteuern zu können, die nicht über Fähren oder Brücken erreichbar sind, wodurch sich neue, vielfältigere Möglichkeiten ergeben. Das Meer ist immer in Bewegung und ein geradliniges Schwimmen auf ein Ziel zu könnte dafür sorgen, dass der Therapeut wichtige Informationen verpasst, weil sie an anderen Stellen stattfinden oder dass der Therapeut ein nicht für das Meer charakteristisches Stück Weg erwischt. Daher bietet es sich an, zum einen aktiv andere Richtungen einzuschlagen und sich zum anderen auch passiv mit der Strömung treiben zu lassen, um zu sehen, wohin es führt. Dieses Treibenlassen wird ebenfalls mit dem Fantasieren über das unbewusste Material ermöglicht.

Therapeut und Patient können auch gemeinsam über das Material des Patienten nachdenken und ihm eine Bedeutung verleihen, was den Vorteil bietet, dass der Patient an der Erschaffung von Bedeutung direkt beteiligt ist, statt sie von außen »übergestülpt« zu bekommen, was eine tiefere und anhaltende Verarbeitung begünstigt.

Im nächsten Teilkapitel möchte ich die Arbeit in einer gemeinsam geschaffenen Struktur, vergleichbar mit dem Meer, näher beschreiben.

2.3 Das gemeinsame »Zwischen-uns«

In der gemeinsamen Arbeit mit dem Patienten sammelt der Therapeut lebendige Eindrücke von der Beschaffenheit des Unbewussten des Patienten und trägt diese in sich. Damit verbunden ist auch, dass der Therapeut in der Lage sein muss, zu akzeptieren, dass er nicht sofort versteht, welche Bedeutung seine Eindrücke und Erfahrungen für den Patienten haben und es auszuhalten, den Patienten nicht vollumfänglich verstehen zu können. Es ist notwendig, sich einen gemeinsamen Erfahrungshintergrund zu schaffen. Beispielsweise könnte der Therapeut beim Erforschen des Unbewussten des Patienten auf Themen stoßen, die er für lustbesetzt hält und in der Konfrontation feststellen, dass diese für den Patienten angstbesetzt und existenziell bedrohlich sind. Dies ist für mich vergleichbar, um bei der Metapher des Schwimmens im Meer für die Arbeit im Unbewussten zu bleiben, mit dem Auffinden von Fischen. Für den einen Patienten wäre dies lustbesetzt, da er Fische mag und es fördert seine Explorationslust. Der nächste Patient bekommt Angst und zieht sich zurück, wodurch es erforderlich wird, dieses Thema vorerst nicht weiter zu bearbeiten. In dieser gemeinsamen Erfahrung kann der Therapeut neue Erkenntnisse gewinnen und in sein bisheriges Bild vom Patienten integrieren.

Wenn Therapeut und Patient sich bewusst oder unbewusst entscheiden, sich mit einem Thema zu beschäftigen, dabei offen sind und sich treiben lassen, ist nicht vorherzusehen, was das Ergebnis dieser gemeinsamen Arbeit ist. Dies ist vergleichbar mit einer Schatzsuche auf einem versunkenen Schiff im Meer. Es kann sein, dass sich dort ein Schatz befindet, der gehoben werden kann. Es kann aber auch sein, dass der Schatz bereits geplündert wurde, was Enttäuschung auslöst. Vielleicht passiert auch etwas ganz Unvorhergesehenes, was zu einem ganz anderen Ende führt.

An dieser gemeinsamen Erfahrung beteiligt sind die Subjektivitäten des Therapeuten und des Patienten und beide zusammen werden in diesem Moment zu Schatzsuchern, die etwas gemeinsam erleben und erfahren. Somit sind an der Erforschung des Unbewussten des Patienten mit dem Patienten, dem Therapeuten und einem zwischen beiden geschaffenen Raum, der wiederum Einfluss auf den Therapeuten und den Patienten hat, drei Subjekte beteiligt, die miteinander in Interaktion stehen. Alle gestalten diesen Prozess gleichermaßen aktiv mit und lassen sich auch passiv leiten.

Da sowohl der Patient als auch der Therapeut in der Situation ein eigenes Erleben haben, ist es notwendig, dieses jeweils dem anderen mitzuteilen, um eine gemeinsame Erfahrungsgrundlage herzustellen. Die Besonderheiten dieser Kommunikation sind Gegenstand des folgenden Kapitels.

2.4 Kommunikationswege

Kommunikation ist in der gemeinsamen therapeutischen Arbeit ein wichtiges und auch machtvolles Instrument. Ein falsches Wort zu falscher Zeit kann je nach Stabilität der therapeutischen Beziehung dazu führen, dass der Patient sich einer weiteren Zusammenarbeit verschließt oder sich verunsichert zurückzieht, was die Bearbeitung weiterer Themen erschwert. Die Kommunikation zwischen beiden kann sich auf konkrete Themen beziehen wie beispielsweise die Abarbeitung der diagnoserelevanten Kriterien des ICD-11 oder der Patient hat die Möglichkeit, alles zu berichten, was ihm im Kopf umhergeht, auch wenn dies augenscheinlich nichts mit seinen Symptomen zu tun hat. Wenn der Therapeut dazu interessiert Nachfragen stellt, wird der Patient angeregt, detaillierter zu berichten. Eine sehr geschlossene Kommunikation, die keinen Raum für Entfaltung zur Verfügung stellt, bleibt immer etwas zu nah an der Realität und somit zu sehr im Konkreten verhaftet. Dies bedeutet, dass beispielsweise unbewusste Themen, emotionale Erfahrungen oder alternative Sichtweisen hinter der Botschaft nicht berücksichtigt werden und der Fokus des Verstehens auf einer Rekonstruktion der Ereignisse anhand der berichteten Fakten liegt.

Offene Kommunikation hingegen regt die Fantasie an und bietet daher die Möglichkeit, neue Informationen und Erfahrungen zu generieren. Wenn Therapeut und Patient miteinander sprechen oder spielen, kann dies auf einer faktischen und emotionalen Ebene stattfinden. Der Patient erzählt etwas und der Therapeut ordnet die Fakten lebensgeschichtlich ein und lässt den emotionalen Anteil der Worte des Patienten auf sich wirken. Dadurch wird es möglich, Erfahrungen des Patienten nachzuspüren oder genau das zu spüren, was der Patient nicht spüren kann.

Das alleinige Erleben dieser Erfahrung reicht aber für den Therapieprozess nicht aus. Wichtig ist es, mit dem Patienten aus diesen Erfahrungen heraus zu sprechen und nicht über die Erfahrungen, weil dies die Wahrnehmung des Therapeuten als allein gültig ansehen würde und dem Patienten im Sinne einer geschlossenen Kommunikation wenig bis keinen Gestaltungsspielräum gewährt. Vergleichbar ist dies mit der vorhin erwähnten Erfahrung des Findens von Fischen im Meer. Wenn der Therapeut erzählt, dass die Fische sich ihm neugierig und friedvoll näherten und von ihnen keine Bedrohung ausgeht, dann kann es zu einer Bewertung der Situation kommen und es entgeht ihm die Chance, zu entdecken, welche Gefühle und Reaktionen die Fische beim Patienten auslösen. Der Patient könnte sich unverstanden fühlen, wodurch es zu einem »Missmatch« kommt, sodass der Patient sich vom Therapeuten bevormundet und/oder nicht ernst genommen fühlen könnte. Hier ist die Kommunikation eher faktisch als emotional. Wenn der Therapeut aus seiner Erfahrung heraus spricht, lässt er dem Patienten Platz für seine Wirklichkeit. So können die Erfahrung des Therapeuten und die Erfahrung des Patienten nebeneinanderstehen, was eine weitere Betrachtung möglich macht.

Die Kommunikation gewinnt an dieser Stelle an Tiefe durch das zur Verfügung stellen von Gefühlen und Gedanken, die der Therapeut in der Situation erlebt. Der Patient kann auch merken, dass sich beispielsweise der Blick und die Körpersprache des Therapeuten nach der Erfahrung veränderten, sodass dem Patienten erlebbar wird, dass der Therapeut den Patienten in der Erfahrung verstanden hat. Der Kommunikation kommt hier eine entscheidende Wichtigkeit zu, weil dem Patienten so ermöglicht wird, das Neue, das entstehen will, begleitet und langsam kennenzulernen. Um das Neue und das Vergangene geht es im nächsten Kapitel.

2.5 Alte und neue Wege

Die Reverien des Therapeuten können dabei helfen, Neues zu entdecken, wodurch sich letztendlich der Handlungsspielraum des Patienten wieder vergrößern kann. Wenn der Patient beispielsweise auf einer Insel sitzt und weiß, dass seine einzigen Möglichkeiten zurück ans Festland zu kommen, Fähren sind, die ihm aber Angst machen, weil sie sinken könnten, dann wird er sie vermutlich vorerst nicht benutzen und weiter festsitzen. Werden aber weitere Wege erschlossen, wie zum Beispiel per Flugzeug oder im Winter über gefrorenes Eis, kann der Patient sich in Bewegung setzen und sich dann aus einer anderen Perspektive und mit einer anderen Wirkmächtigkeit noch einmal mit den Fähren auseinandersetzen. Die Aufgabe des Therapeuten wäre dementsprechend, neue Wege zu erträumen, die sich später möglicherweise in die Realität umsetzen lassen, um dem Patienten Bewegung zu ermöglichen.

2.6 Reverie – ein Verstehenszugang, eine Behandlungstechnik oder ein Behandlungsfehler?

Das früher erwähnte Foto (▶ Abb. 2.1) beinhaltet für mich zentrale Elemente des Reverieerlebens und dessen Nutzung im therapeutischen Prozess. Aus diesem Grund möchte ich diese Elemente noch einmal aufgreifen und später in einen theoretischen Kontext einbetten, bevor ich dann den Einsatz von Reverie im therapeutischen Prozess näher beschreibe.

Aus dem dynamischen Geschehen, das statisch auf dem Foto (▶ Abb. 2.1) festgehalten ist, lässt sich ableiten, dass es im Kontext von Reverien einen Therapeuten und einen Patienten braucht, die miteinander in einer dynamischen Beziehung stehen (»Übertragung und Gegenübertragung«), unabhängig davon, ob der Patient gerade anwesend ist. Es zeichnet sich auch ab, dass die Reverien des Therapeuten das Äquivalent des freien Assoziierens aufseiten des Patienten sind und dass es sich um eine unbewusste Kommunikation zwischen genau diesem Therapeuten und genau diesem Patienten handelt, die für Unbeteiligte schwer nachvollziehbar ist. Die Notwendigkeit, mit dem Patienten aus den Reverien heraus ins Gespräch zu kommen, statt über Reverien zu sprechen und dabei eine besondere Sprache zu benutzen (»Sprache des Erschaffens«) kann als Folge dessen erschlossen werden.

Ziel der Therapie sollte meines Eindrucks nach sein, den seelischen Binnenraum des Patienten zu erweitern. Dies kann geschehen durch Umwandlung von Eindrücken, die noch nicht in Worte gefasst oder gedacht werden können und somit überwältigend sind (»Beta-Elemente«), in reife Eindrücke, über die gesprochen werden kann oder die gefühlt werden können (»Alpha-Elemente«). Dabei kann es wichtig sein, dass der Therapeut dies zunächst für den Patienten übernimmt (»Alpha-Funktion«). Wenn der Therapeut sich traut, über den Patienten zu träumen, kann dieser sich auch trauen, über sich nachzudenken. Dabei ergänzen sich Therapeut und Patient und erschaffen durch die gemeinsame Arbeit etwas Neues (»intersubjektives analytisches Drittes«), was Informationen generiert, die auf Stimmigkeit und Wahrhaftigkeit geprüft werden können und sonst vielleicht verborgen geblieben wären (»Symbolbildung«). Die Wichtigkeit, das Erlebte in sich zu halten (»Containing«), nicht sofort verstehen (»negative Fähigkeit«) und deuten zu wollen und über Verbundenheit oder Getrenntheit nachzudenken und darüber zu fantasieren (»Träumen«), was nicht direkt sehbar oder sogar abwesend ist, wird deutlich Und auch die Wichtigkeit, sich treiben zu lassen, nicht direkt bestimmte Elemente zu fokussieren, dabei aber immer in Bewegung zu bleiben (»gleichschwebende Aufmerksamkeit«) und die Aufmerksamkeit sowohl nach außen als auch nach innen zu richten (»binokulares Sehen«). Erlebbar wird, dass es emotionalen Aufruhr verursacht, wenn Therapeut und Patient auf neue Themen stoßen. Für den Therapeuten muss sich die Benutzung von Reverien dabei manchmal wie »halluzinieren« anfühlen. Unter anderem auch deswegen, weil er sich in unbewusste Gebiete des Patienten vorwagen muss und sich mit Impulsen, Ideen und Bildern beschäftigt, die manchmal nicht realitätsnah wirken. Er sieht, hört, fühlt oder riecht etwas, das so nicht existiert und spürt aber gleichzeitig, dass diese Eindrücke stimmig und wahrhaftig sind.

Es zeigt sich auch, dass es sich bei Reverien um einen Verstehenszugang, aber mehr noch um eine Behandlungstechnik handelt, da sowohl neue Informationen erschlossen werden können und unbewusstes Material so aufbereitet werden kann, dass es im therapeutischen Prozess nutzbar wird. Über Reverien wird auch ein gemeinsamer Prozess gefördert, in dem unbewusste Inhalte entdeckt und transformiert werden können. Die Voraussetzungen, die der Therapeut erfüllen sollte, um Reverien therapeutisch nutzen zu können, begründen zugleich eine offene, wertfreie und zugewandte Haltung, in der der Therapeut das sehen will, was nicht sichtbar ist. Ein Verstehenszugang führt meiner Ansicht nach zum Verstehen des Patienten und seiner Psychodynamik. Etwas verstehen zu können ist aber nicht der zentrale Ansatz von Reverie. Hier geht es eher um Informationsgenerierung, die emotional und nicht kognitiv genutzt werden kann. Ich sehe Reverie als Behandlungstechnik, die es ermöglicht, das Unbewusste der Patienten emotional verstehend zu erforschen und durch eine gemeinsame Arbeit in diesen Reverien Veränderungsprozesse anzustoßen, die von einer Unaushaltbarkeit von Impulsen, Emotionen, Themen etc. zu einem nutzbaren Umgang damit führen.

Die Informationen, die dem Treiben im Hafenbereich von Helsinki (▶ Abb. 2.1) entnommen werden können, legen nahe, dass Reverie ein wichtiges Konzept in der Kinder- und Jugendlichenpsychotherapie sein kann. Anders als in der Arbeit mit Erwachsenen muss der Therapeut in der Arbeit mit Jugendlichen und besonders Kindern oft eine viel größere Übersetzungsarbeit leisten, da beispielsweise die Verbalisierungs- und Selbstreflexionsfähigkeit, die Fähigkeit zur therapeutischen Ich-Spaltung und die Frustrationstoleranz bei Kindern und Jugendlichen noch nicht so gut ausgebildet sind. Dazu kommt, dass die Übertragungs-Gegenübertragungskonstellationen anders als bei Erwachsenen weniger einer fantasierten oder erinnerten Innenwelt entstammen, sondern der gegenwärtigen Lebenssituation. Der Einsatz von Reverien kann hier dabei helfen, unbewusste Konflikte, die nicht in Worte gefasst werden können, zu erforschen und dabei den Beziehungsaufbau fördern. Bisher wurde dem Reveriekonzept weniger Beachtung geschenkt, weil das Konzept möglicherweise große Unsicherheiten auslöst. Zum einen haben Therapeuten Sorge, dass sich in Reverieerleben eigene unverarbeitete Themen zeigen, die sie dann auch noch mit in den Therapieprozess bringen könnten, woran sich die Sorge anschließt, ob es sich dann um einen Behandlungsfehler handeln könnte Gegen die Annahme, dass ein Behandlungsfehler vorliegt, wenn Reverien im therapeutischen Prozess genutzt werden, spricht, dass die Rahmenbedingungen der Psychotherapie eingehalten werden. Der Therapeut lässt sich »lediglich« auf den Patienten ein, so wie die Lesenden sich auf dieses Kapitel einlassen, ohne dass die Rollen vertauscht oder der therapeutische Rahmen aufgegeben werden. Mit dem Konzept Reverie und der Arbeit mit unbewussten Erlebnisinhalten weniger gut vertraute Therapeuten stellen die Frage, ob die auftretenden Reverien überhaupt etwas mit dem Patienten zu tun haben, weil Reverien auf Seite des Therapeuten auftreten. Es stellt sich auch die Frage, wie es überhaupt zu Reverien kommen kann, wenn beispielsweise keine bewusste Kommunikation zwischen Therapeut und Patient stattfinden kann. Und es bleibt fraglich, wie auftretende Reverien überhaupt nutzbar gemacht werden können bzw. auf einen Wahrheitsgehalt überprüft werden können. Alles in allem wirkt das Konzept der Reverie immer sehr komplex, sodass es meiner Ansicht nach zu wenig Aufmerksamkeit findet.

Ausgehend von der Fotobeschreibung (► Abb. 2.1) zeigt sich auch, dass sowohl dem Patienten als auch dem Therapeuten im Therapieprozess eine wichtige Rolle zukommt und es Voraussetzungen gibt, die aufseiten des Therapeuten gegeben sein sollten, damit es zu einem Reverieerleben kommen kann. Sich einlassen zu können auf die unbekannte Welt des Patienten gehört meiner Meinung nach als zentrales Element dazu. Wie Therapeut und Patient über unbewusste Kommunikation miteinander interagieren und es dadurch möglich wird, das Unbewusste des Patienten zu erforschen, möchte ich zu einem späteren Zeitpunkt darstellen. Im folgenden Kapitel möchte ich auf das Konzept der Reverie aus historischer Perspektive und im heutigen Verständnis eingehen.

3 Reverie – Stand der Wissenschaft

Nachfolgend möchte ich einen Überblick über theoretische Konzeptionen zum Thema Reverie geben. Ausgehend von den wegweisenden Überlegungen Bions werden auch die Konzeptionen und Definitionen neuerer Autoren dargestellt, wobei ich mich hier hauptsächlich auf Da Rocha Barros, Ferro und Ogden beziehe, da diese sehr unterschiedliche Auffassungen zu Reverien haben.

3.1 Das Reveriekonzept von Bion

Ausgehend von den theoretischen Grundlagen von Klein (1946) zum Mechanismus der projektiven Identifikation entwickelte Bion (2013a) das Konzept der Reverie. Wenn eine Mutter ihr neugeborenes Baby im Arm hat und es ansieht, ist der Blick der Mutter meist vollständig auf ihr Baby gerichtet und sie scheint sehr in ihr Kind versunken zu sein. Die Mutter sieht ihr Baby an und versucht zu erahnen, wie es ihm geht und ob es etwas benötigt. Diesen träumerischen Zustand der Mutter bezeichnet Bion (2013a) als »Reverie«. Ein Begriff, der von Breuer (1893) geprägt wurde, in dem er Reverie als einen hysterischen, hypnoiden Zustand beschreibt. Um den Zustand während der Reverie zu verdeutlichen, verwendet er den Begriff »Wachtraum«.

Bion (2013a) definiert Reverie als einen Geisteszustand der Mutter, der die Befindlichkeiten des Kindes wahrnimmt, unverdauliche, bedrohliche Anteile (»Beta-Elemente«) des Kindes verarbeitet und sie ihm in einer akzeptablen, weniger bedrohlichen Form (»Alpha-Elemente«) zurückgibt, unabhängig davon, ob sie sich für das Kind gut oder schlecht anfühlen. Dadurch macht sie diese über geeignete Worte, Emotionen, Gesten oder Handlungen für ihr Kind psychisch verfügbar, sodass das Kind die Erfahrung macht, dass bedrohliche Affekte positiv reguliert werden können. Dadurch werden die selbstregulativen Fähigkeiten des Kindes angeregt. Das Kind erfährt gehalten zu werden in der gemeinsamen Reverie, was eine angenehme und beruhigende Atmosphäre schafft. Reverie ist Bions Meinung nach ein Faktor der Alpha-Funktion der Mutter. Die Alpha-Funktion wurde von ihm als die Art und Weise definiert, wie emotionale Erfahrungen für Traumgedanken, unbewusstes Wachdenken, Träume und Erinnerungen transformiert werden. Bion (2013a) beschreibt, dass die Alpha-Funktion zuerst durch die Träumerei der Mutter zur Verfügung gestellt wird und das Kind sie dann im Laufe der Entwicklung selbst nutzen kann.

Seiner Ansicht nach unterscheiden sich im Schlaf auftretende emotionale Erfahrungen nicht von denen des Wacherlebens. Freud beschrieb, dass Träumen den Schlaf bewahrt (Freud, 2010). Nach Bion (2013a) bedeutet ein Versagen der Alpha-Funktion, dass der Patient nicht träumen und daher nicht schlafen und nicht aufwachen kann.

Transformation, seiner Meinung nach die zentrale Funktion von Reverie, bedeutet für Bion, dass die Idee einer Aussage (der wahre Kern) zuerst als innere Anmutung verspürt wird, die sich dann zu Gedanken entwickelt, die dem Patienten dann als sprachliche, zeichenhafte oder literarische Äußerungen übermittelt werden können. Das Forschen nach der ursprünglichen, subjektiven Wahrheit (»origin«) ist damit ein zentrales Element der Psychoanalyse (Bion, 2009).

In seinem Buch »Lernen aus Erfahrung« fokussiert Bion (2013a) sich auf die Mutter-Kind-Beziehung. Im Speziellen auf die Fähigkeit der Mutter zur Reverie als Schlüsselelement in der Modulation des Gefühlsstroms, dem das Kind im Inneren und Äußeren seines Körpers ausgesetzt ist. Die Grundlage von Reverie ist die Alpha-Funktion, die die Sinneseindrücke in Alpha- Elemente umwandelt und somit Material generiert, über das mittels Traumgedanken nachgedacht werden kann. Dabei entsteht eine erste Kontaktschranke, die den Säugling vor dem Überflutet-Werden von unbewussten Fantasien über die äußere Welt und gleichzeitig die inneren Gefühle vor der Überwältigung durch realistische Sichtweisen schützt, damit die »harte« Realität nicht ungefiltert auf die Kinder prallt. Sinnesreize und -eindrücke werden durch Traumgedanken zu emotionalen Erfahrungen umgewandelt. Da das träumerische Denken eine Haltefunktion beinhaltet, wird eine erste Frustrationstoleranz ermöglicht, sodass die Abwesenheit von »etwas« besser ausgehalten werden kann. Durch die Fähigkeit der Mutter zur Reverie kann der Säugling nach Bion (2013a) mit dem abwesenden Objekt (Mutter) innerlich in Verbindung bleiben.

Wenn die Alpha-Funktion gestört ist, führt dies zu einer Art psychischer »Verdauungsstörung«, wodurch nicht Alpha-, sondern Beta- Elemente produziert werden, die im Erleben als »unverdaute Fakten« empfunden werden (Bion, 2013a). Eine Möglichkeit des Säuglings, darauf zu reagieren, ist die Evakuation der Beta-Elemente durch projektive Identifikationen. Die Reverie der Mutter stellt dem Säugling ihre Alpha-Funktion zur Verfügung, was es ermöglicht, Beta-Elemente nicht evakuieren zu müssen, sondern sie in Alpha-Elemente umzuwandeln, die dann genutzt werden können. Dieser Prozess ist in der Regel erst mit etwas zeitlicher Verzögerung und nicht direkt feststellbar. Nach und nach lernt der Säugling dann seine eigene Alpha-Funktion zu nutzen.

Für Bion (2013a) ist es notwendig, dass Affektzustände und Erfahrungen zunächst schlafend oder im Wachzustand geträumt werden. Erst dadurch werden aus dem Rohmaterial mental repräsentierbare psychische Gebilde, über die man nachdenken oder sprechen kann. Ich erinnere mich auch gut daran, dass ich an den ersten Tagen, die ich meinen Führerschein hatte, immer Angst hatte, das Auto in die Garage zu fahren. Erst als ich nachts träumte, dies zu tun, konnte ich es dann am nächsten Tag umsetzen.

Die früheste Form des Traums ist für Bion (2013a) das Füllen einer ängstigenden Leere durch eine innere Imagination der Brust, um die temporäre Abwesenheit der Befriedigung besser ertragen zu können. Der Säugling verknüpft seine Unlustgefühle mit einem beruhigenden inneren Bild der Brust, um nicht mehr der namenlosen Angst ausgeliefert zu sein.

Ob die Mutter in der Lage zur Reverie ist, also ungute Gefühle des Säuglings in ihre Psyche aufzunehmen, sie sich anzuschauen und darüber nachzudenken, hängt nach Bion (2013a) von ihrer Fähigkeit ab, Frustrationen so lange auszuhalten, bis sie in der Lage ist, einen Sinn herzustellen und diesen eine Bedeutung zu verleihen. Dies nennt er Containing.

Nach Lagos (2007) nimmt das Container-Contained-Modell an, dass Patient und Therapeut die sehr frühe Beziehung zwischen Mutter und Baby quasi wiederholen bzw. nachahmen. Der Patient projiziert dabei seine unbewussten Themen und unguten Gefühle in den Therapeuten, der diese wiederum mithilfe von Reverie contained und verarbeitet. Das analytische Setting an sich wird als Container für das gesehen, was in ihm passiert. Die Erfahrung des Containments wird ihrer Ansicht nach an sich als heilend gesehen.

Ausgehend von den Überlegungen Bions (2013a) wurde das Reveriekonzept weiterentwickelt und auf die Beziehung zwischen Therapeut und Patient übertragen, weswegen ich diese neuen Entwicklungen im nachfolgenden Kapitel vorstellen möchte.

3.2 Neuere Konzepte: Da Rocha Barros, Ferro, Ogden

Je nach Autor gibt es unterschiedliche Ansichten darüber, was unter Reverie verstanden wird. Jüngere Autoren verwenden den Begriff Reverie breiter als ursprünglich von Bion (2013a) angedacht. Wenn heute von Reverie gesprochen wird, wird sich dabei auf traumähnliche Zustände des Therapeuten bezogen, die zu Transformationen im Patienten führen sollen, sodass der Patient Gedanken träumen kann, die er zum jetzigen Zeitpunkt noch nicht selbst träumen kann. Das Reveriekonzept hat sich verändert hin zu der Auffassung, dass es sich bei Reverien um einen speziellen Zustand des Therapeuten handelt, der beispielsweise in einer laufenden Behandlungsstunde auftritt. Während es nach Bions (2013a) Auffassung erst viel später im Prozess feststellbar ist, ob Reverien stattgefunden und somit Veränderungen angestoßen haben, arbeiten neuere Konzepte mit bzw. in Reverien im Hier und Jetzt (Ogden, 2001).

Reverie wird unter anderem beschrieben als ein im Therapeuten plötzlich auftretendes, traumähnliches, starke emotionale und affektive

Elemente enthaltenes Bild, genannt Piktogramm (Ferro, 2012) bzw. affektives Piktogramm (Da Rocha Barros & Da Rocha Barros, 2011). Für Da Rocha Barros (2000) enthalten die Elemente dieser Bilder starke expressive-evokative Elemente. Das bedeutet, dass die Elemente beispielsweise impulsiv, unreflektiert oder spontan sind. Sie betrachten die affektiven Piktogramme des Therapeuten, ähnlich der Analyse von Traumsymbolen, als ersten Schritt in einem transformativen Prozess.

Da Rocha Barros und Da Rocha Barros (2011) sowie Ferro (2012) schlagen vor, dass das vom Therapeuten empfangene emotional gefärbte Bild die unmetabolisierten Affekte des Patienten einfängt und non-verbale Symbole in Gedanken umwandeln kann, die dann durch Wörter symbolisiert werden können. In diesem Sinne kann ein (affektives) Piktogramm auch Bions (2013a) ursprüngliches Reveriekonzept erfüllen, da eine Transformation von etwas Primitivem in ein wenig weiter elaboriertes mentales Material stattfindet, wodurch das psychische Funktionieren des Patienten verbessert werden kann. Ein überraschendes, spontanes Bild, das in der analytischen Situation durch den Therapeuten geschaffen wird, kann etwas Neues kreieren und weiterführende Informationen bereithalten, da das empfangene Bild auch Emotionen erfasst, die sonst vielleicht nie Thema geworden wären.

Busch (2018) fügt diesen Überlegungen hinzu, dass es für den Therapeuten zum Verstehen des sich zeigenden Bildes notwendig ist, eigene assoziative Prozesse heranzuziehen, so wie dies auch bei der Analyse von Träumen stattfinden würde.

Die Reverie oder das Tagträumen des Therapeuten während der Therapie wird von Ogden (1994) für einen Geisteszustand des Therapeuten gehalten, der offen dafür ist, projektive Identifikationen von Patienten zu empfangen und deren unerträgliche Frustrationen zu containen, sodass sie erträglich werden. Er schlägt vor, dass Reverien die projektiven Identifikationen eines Klienten abbilden und diese somit ein Aspekt des voneinander abhängigen Übertragungs- und Gegenübertragungsprozesses sind. Ogden (2003) erweitert Bions (2013a) Theorie der Alpha-Funktion, in dem er sagt, dass die psychologische Arbeit des Träumens die Alpha-Funktion ist. Die psychologische Arbeit des Träumens ermöglicht seiner Meinung nach Denken, Verdrängung, Erinnerung, Amnesie, Trauer, Träumerei, Lernen aus Erfahrung usw., während Menschen, die nicht träumen können, nicht in der Lage sind, differenzierbare bewusste und unbewusste Erfahrungen zu erzeugen Für den Therapeuten fühlt sich dies dann wie eine Reveriedeprivation oder wie eine kurze Gegenübertragungspsychose an (Ogden, 2003). Er beobachtet , dass eine Therapie zu einer verbesserten Fähigkeit des Patienten zu echten Träumen im Schlaf, im Wachzustand und während der Behandlungsstunden beiträgt.

Bei Reverien handelt es sich um einen Geisteszustand, in dem Patient und Therapeut sich auf einen ungestörten Bewusstseinsstrom einlassen, in dem bewusste und unbewusste Aspekte von Therapeut und Patient relativ unbeschwert zusammenspielen, während beide zusammen und getrennt arbeiten und träumen (Ogden & Ogden, 2012).

Nach Ogden (1997a) und Ferro (2009) ist Reverie eine Form der Gegenübertragung, die eine unbewusste Kommunikation des Patienten aufdeckt. Reverie und Containing des Therapeuten sind nach Meinung beider Autoren das Pendant der mütterlichen Reverie mit ihren Funktionen für den Säugling.

Ogden (2001) benutzt den Begriff Reverie, um eine Vielfalt von mentalen Phänomenen zu umschreiben wie beispielsweise Tagträume, Fantasien, Vorannahmen, flüchtige Wahrnehmungen, Melodien, Sätze und Bilder, die dem Therapeuten durch den Kopf gehen. Er erweitert Bions (2013a) Konzept der Reverie um eine körperliche Komponente und charakterisiert Reverie als unbewusste, intersubjektive Konstruktion, die gemeinsam von Patient und Therapeut geschaffen wird. Dabei schließt er auch psychische Zustände ein wie z. B. Gegenübertragung, freie Assoziationen, Abwehr und somatische Zustände. Für ihn bestimmt der Geisteszustand des Therapeuten, unabhängig von der affektiven Bedeutung oder des Kontexts, ob ein Gedanke Reverie ist oder nicht.

Er geht davon aus, dass Therapeut und Patient jeweils eigene Reverien haben und es aber auch überlappende Reveriezustände gibt. Dabei handeln Reverien seiner Ansicht nach von Menschen, ihren Handlungen und von den Gewohnheiten der Welt.

Freud (2010) empfiehlt, dass der Therapeut versuchen soll, vor seiner unbewussten mentalen Aktivität zu kapitulieren, in einem Zustand der gleichschwebenden Aufmerksamkeit. Ogden (1997a) nimmt diesen Gedanken von Freud auf und betont den Nutzen für die Therapie, wenn der Therapeut es toleriert, sich durch seine Reverien und damit auch durch das

Zusammenspiel zwischen bewussten und unbewussten subjektiven Geisteszuständen des Therapeuten und Patienten treiben zu lassen. Die Reverie des Therapeuten wird als Informationsquelle über die innere Welt und das psychische Leben des Patienten betrachtet. Dies legt nahe, dass Reverien genutzt werden können, um den therapeutischen Prozess zu verbessern.

Ogden (2001) sieht das Phänomen der Reverie gleichzeitig als persönliches und als intersubjektives Ereignis. Persönlich, weil es die Reverien des Therapeuten sind, die im Kontext einer bestimmten Behandlungsstunde oder eines bestimmten Patienten auftreten und intersubjektiv, weil der Therapeut nicht direkt ausspricht, was er emotional erlebt, sondern mit dem Patienten darüber sprechen möchte, was beide denken und fühlen. Dabei geht es ihm nicht darum, den Patienten die persönlichen Inhalte der Reverie zur Verfügung zu stellen, sondern darum, das aufkommende Gefühl zu transportieren. Sowohl der Therapeut als auch der Patient tragen dabei etwas zu einer unbewussten Intersubjektivität bei und nehmen daran teil.

Die Reverien des Therapeuten können nach Christoff, Ream und Gabrieli (2004) gedacht werden als »spontane Gedanken«. Dies schließt mentale Prozesse wie Tagträumen, Gedankenwandern und spontan auftretende Gedankenprozesse ein. Dies konnte ich in einer Spielsituation mit einer jugendlichen Patientin auch erleben:

In einer Behandlungsstunde spiele ich beispielsweise mit einer Patientin »Einkaufen«. Nach dem Essen der eingekauften Lebensmittel soll ich mich zu einem Mittagsschlaf hinlegen. Die Patientin spielt zu diesem Zeitpunkt schon mit sich selbst und sitzt mit ihren »Freunden«, den Piraten aus »Fluch der Karibik«, an einem Tisch. Ich höre Lachen mit verschiedenen Stimmen und auch mehrere Unterhaltungen. Wir spielen irgendwie nicht mit- , sondern nebeneinander: Ich liege auf dem Boden und imitiere Schlafgeräusche und sie feiert eine Party mit den Piraten. Meine Aufmerksamkeit driftet ab und ich stelle mir mein Zäpfchen im Rachen vor, wie es im Wind meines Atems weht. Ich merke, wie entspannend und wie lebendig es sich anfühlt, durch die Luft zum Fliegen stimuliert zu werden. Plötzlich habe ich die Idee, dass meine bisherige Annahme, die Patientin würde mit mir zusammen Abenteuer erleben, falsch ist, weil es ihr nur darum geht, sich zu stimulieren und ein aufregendes Leben zu erleben. Ich setze mich auf und betrachte sie. Sie merkt meinen nachdenklichen Blick und erkundigt sich, über was ich nachdenke. Ich stelle ihr zur Verfügung, dass ich bisher dachte, wir erzählen im Rollenspiel gemeinsam eine Geschichte und spielen sie. Und dass ich mich jetzt aber frage, ob sie die Zeit mit mir nutzt, um eine Abwechslung zu ihrem sonst eher ereignislosen und einsamen Leben zu haben und dass sie die gemeinsame Zeit dafür nutzen möchte, die Vorstellung zu leben, viele Freunde zu haben. Sie schaut mich an und sagt, dass das stimmen könnte. Diese Erkenntnis baut sie dann in den Spielverlauf ein. Wir könnten doch zusammen weiterspielen und ich soll jemanden spielen, der einsam ist und Freunde finden möchte und daran immer wieder scheitert.

In der eben beschriebenen Szene habe ich mich erst gefragt, welche Verbindung die Beobachtung in meinem Körper zu dem psychischen Erleben meiner Patientin hat bzw. ob es überhaupt sein kann, dass es hier eine Verbindung gibt. Ogden (2001) weist darauf hin, dass Therapeuten oft denken, dass Reverien keine Verbindung zum Patienten haben und sich darin hauptsächlich eigene Themen widerspiegeln. Dies entbehrt nach Ogden (1994a, b, c; 1995; 1996a, b) aber jeglicher Grundlage, weil Reverien eine unbewusste intersubjektive Konstruktion sind, zu denen beide etwas beitragen. Er bezeichnet dies als intersubjektives analytisches Drittes. Die gemeinsame Arbeit im intersubjektiven analytischen Dritten wird später noch genauer beschrieben.

Bion (2013a) und Green (1975) weisen ebenfalls auf die Intersubjektivität der Reverien hin, in dem sie sagen, dass sich Reverien, die beispielsweise ein wichtiges Ereignis im Leben des Therapeuten (z. B. einen Umzug) thematisieren, im Kontakt zu verschiedenen Patienten jeweils unterscheiden. Dies bedeutet in meinem Verständnis, dass ich bei einem Patienten beispielsweise eher in Kontakt mit den positiven Seiten eines Umzugs komme, während ein anderer Patient bei mir das Gefühl, Freunde zurücklassen zu müssen und mit Einsamkeitsgefühlen konfrontiert zu sein, auslöst.

Cassorla (2013) ergänzt dazu, dass es wichtig ist, sich in Erinnerung zu halten, dass, obwohl der Traum des Therapeuten ein Teil des gemeinsamen Traums von ihm und dem Patienten ist, es doch auch immer ein Traum des Therapeuten ist. Das bedeutet, dass eigene Wertungen, Bedeutungen, Vorstellungen und unverarbeitete Themen damit verwoben sein können.

In Anlehnung an Winnicott behauptet Ogden (1994), dass es keinen Analysanden ohne Analytiker gibt. Die Beziehung beider definiert sich dadurch. Gäbe es diese Beziehung nicht, wären es nur zwei Individuen, die sich treffen. Seiner Ansicht nach sind Reverien nicht eindeutig Schlaf oder Wachheit zuzuordnen. Da sie auch nur eine unklare Begrenzung aufweisen, sind sie schwer nutzbar und auch zeitlich nicht eingrenzbar. Reverien haben keinen klar definierten Start- oder Endpunkt. Sie gehen ineinander über. Dadurch vermischt sich in der Interpretation von Reverien auch latenter mit manifestem Inhalt. Wegen der Undefiniertheit von Reverien kann es auch passieren, dass Reverien keinen Wert für den analytischen Prozess haben und vielleicht sogar zu Themen leiten, die gerne verdrängt werden würden. Eine Kritik an Ogdens Sichtweise von Reverien ist, dass für ihn alles, was ihm in den Sinn kommt, Reverien sind, ohne Überlegungen darüber anzustellen, warum es in diesem Moment geistig präsent wird.

In den Behandlungsstunden mit der oben erwähnten Patientin kam ich auch in Kontakt mit eigenen Themen, die ich gerne vermeiden wollte. Beispielsweise über eigene Einsamkeits- und Verlassenheitsgefühle meiner Kindheit zu träumen, was für mich selbst eine Geduldsprobe war. Reverien zu gebrauchen, erfordert daher eine Toleranz dafür, sich treiben zu lassen, ohne zu wissen, wo man ankommt oder ob das aktuelle Tun sinnvoll, angenehm oder gar schmerzlich ist.

Coltart (1986) spricht von einem »Herumhängen in Richtung« statt einem »Ankommen an«. Das impliziert auch, dass Reverie nicht beschleunigt werden kann und manche Stunden vielleicht augenscheinlich ergebnislos verstreichen. Daraus ergibt sich eine Wichtigkeit, Reverien zu erlauben, Bedeutung erlangen zu können, anstatt sie schnell nutzen zu wollen.

Ferro (2008) merkt an, dass das Auftreten von Gedanken, Bildern oder Gefühlszuständen helfen kann, einen Patienten auf andere, neue Art zu verstehen, was zu einer Veränderung in der Atmosphäre einer Sitzung führt. Das Verstehen muss dabei nicht zu einer Deutung über das, was stattfindet, führen. Es kann auch in einem Wechsel des Klangs der Stimme oder in Phrasierungen sichtbar werden , dass sich der Therapeut mehr in den Patienten einfühlen kann.

Birksted-Breen (2016) grenzt Reverien von anderen Denkformen ab. Reverien sind ihrer Meinung nach nicht dasselbe wie ein Bild, das uns in den Sinn kommt, um metaphorisch aufzuzeigen, was gerade stattfindet. Das einzelne Bild ist näher an Traumbildern als an Gedanken und scheint nicht mit Bewusstem, was sich im Material zeigt, verbunden zu sein. Er merkt an, dass Ogdens Reveriekonzept nicht konsistent mit Bions ursprünglichem Reveriekonzept ist, da Transformationen für Ogden nicht zwingend eine Rolle spielen, diese aber für Bion ein zentrales Element von Reverien sind.

Gemäß Meltzer (1986) geht es darum, die emotionale Erfahrung zu entdecken, die der Patient nicht träumen kann und dann das Träumen für ihn zu übernehmen. Dieser Vorgang kann für ihn nicht auf einer intellektuellen Ebene stattfinden, sondern erfordert ein hohes Maß an Identifikation mit dem Patienten, eine tiefe Reverie während der Sitzung und die Bereitschaft, sich selbst verrückt zu fühlen und das auszuhalten. Meltzer (1986) nennt diesen paradoxen Zustand »Gegenträumen«. Elemente des Gegenträumens sind dabei Zuhören, Durcharbeiten des Materials, Fokussieren und Auswählen von Deutungsmöglichkeiten sowie Warten, bis die Deutungen einen gesättigten Zustand erreichen. Der Therapeut erlebt dies seiner Auffassung nach als einen Ruhezustand bei gleichzeitiger erhöhter Aufmerksamkeit. Meltzer (2005) stellt einen Vergleich zu dem Beobachten von Rehen in der Dunkelheit an, die sich immer mehr konturieren und von denen immer mehr wahrnehmbar, analysierbar und zusammensetzbar wird, je länger sich die Augen an die Dunkelheit gewöhnen.

In der Lebensgeschichte kann es immer wieder zu Lücken (»Zäsur«), Einschnitten oder Brüchen kommen. Die Geburt stellt nach Bergstein (2013) beispielsweise eine Zäsur, aber keinen Einschnitt oder Bruch dar, da Kontinuität vorhanden ist. Brüche und Einschnitte zeichnen sich durch Diskontinuität aus. Für Bergstein (2013) dient Träumen auch als Container für den emotionalen Aufruhr in der Zäsur, weil es dadurch erleichtert wird, katastrophische Veränderungen auszuhalten. Er definiert Reverie als Zustand träumerischen Meditierens, ein fantasievolles Sinnieren oder einen Tagtraum. Reverie ist seiner Meinung nach ein Faktor der Alpha-Funktion und bezeichnet die psychische Verfassung, die für alles, was vom Objekt kommt, offen und empfänglich ist.

Da Rocha Barros und Da Rocha Barros (2016) beschreiben Reverie als ein grundlegendes Werkzeug für den Aufbau einer Deutung über die Bedeutsamkeit der emotionalen Erfahrung, die zwischen Patient und Therapeut geschieht. Ferro (2009) und Ogden (2001) glauben, dass die Fähigkeit des Therapeuten für Reverie für sich alleine transformierend ist, während da Rocha Barros und Da Rocha Barros (2016) der Meinung sind, dass es notwendig ist, die Bedeutung der Reverie im Kontext der Assoziationen, Sprachaktionen und Affekte des Patienten zu symbolisieren. Im ersten Fall ist das Erleben von Reverien bereits ein Hinweis auf Veränderungen beim Patienten, im zweiten Fall müssen die Reverien vom Therapeuten in symbolisches Denken verwandelt werden, um psychische Veränderungen beim Patienten anzuregen.

Grinberg (1987) überträgt Bions ursprüngliches Reveriekonzept auf die psychotherapeutische Behandlung. So wie der Säugling durch die Reverie der Mutter ihre Alpha-Funktion allmählich verinnerlicht, assimiliert auch das Ich des Patienten durch die Reverietätigkeit des Therapeuten im Verlauf des Therapieprozesses, die Fähigkeit zu containen und zu metabolisieren und damit die Alpha-Funktion. Der Patient kann darauf aufbauend weiter lernen, seine Träume auf die gleiche Weise »zu träumen«, wie er allmählich lernt, seine Gedanken zu »denken«.

Für den Gebrauch von Reverien in der Psychotherapie wäre es nützlich zu klären, was Reverien sind und wie sie für den Patienten transformativ werden. Das heißt, es ist wichtig zu wissen, ob Reverien bestimmte Arten von Denkprozessen im Therapeuten sind, die durch den Patienten stimuliert werden und/oder ob Reverien eher Geisteszustände des Therapeuten sind, die Gedanken anregen, die Grundlage von potenziellen Reverien sein können. Anders ausgedrückt: Ist Reverie eine analytische Funktion oder ein Zustand? Ist es für den Therapeuten ausreichend, wenn er seine Reverien nur erlebt oder muss er seine Reverien nutzen, um einen Prozess in Gang zu setzen, der auftretende frühe Zustände symbolisiert? Im nächsten Kapitel geht es daher um die Frage der unbewussten Kommunikation zwischen Patient und Therapeut als Grundlage des Reverieerlebens.

4 Grundlagen des Reverieerlebens

In diesem Kapitel möchte ich die Grundlagen des Reverieerlebens darstellen, um zu erklären, auf welchem Boden Reverie in der Kinder- und Jugendlichenpsychotherapie eingesetzt werden kann bzw. welche Konzepte entscheidend dafür sind.

4.1 Unbewusste Kommunikation

Grundlage der Reverie bildet eine unbewusste Kommunikation zwischen Therapeut und Patient. Die Erforschung der unbewussten Kommunikation begann mit Jung (1946), obwohl Freud (1923) schon früher geschrieben hat, dass der Therapeut die Bewegung des Unbewussten des Patienten mit seinem eigenen Unbewussten einfangen sollte. Freud (1915) war der Ansicht, dass das Unbewusste eines Menschen auf das Unbewusste eines anderen Menschen reagieren und dabei das Bewusste umgehen kann. Bereits 1912 wies er darauf hin, dass der Therapeut sein eigenes Unbewusstes wie ein empfängliches Organ einsetzen muss, das das übertragene Unbewusste des Patienten empfängt (Freud, 1912). Er legt dabei die Grundlage für die Kommunikation zweier Menschen abseits von Worten.

Über projektive Identifikationen hinaus stelle ich mir als eine Möglichkeit der unbewussten Kommunikation auch vor, dass bestimmte Bewegungen, Gesten oder Mimiken der Patienten bei Therapeuten Assoziationen hervorrufen, die dann intuitiv mit Stimmungslagen verknüpft werden. Vergleichbar mit dem Spielen einer Gitarre: Die Bewegungen der

Hände bringen Saiten zum Schwingen und erzeugen bestimmte Frequenzen, die in Töne übersetzt werden. Die Zusammensetzung der Töne bestimmt dann die Tonart und jede Tonart weist eine charakteristische Stimmung auf, die mit ihr assoziiert ist. Die Schwingungen der Saiten müssen also in Töne übersetzt werden, um das Spielen und Nachspielen des Liedes zu ermöglichen. Ähnlich ist dies mit den unbewussten Aspekten der Patienten, die über emotionale Anmutungen bei den Therapeuten so in Worte gekleidet werden müssen, dass sie besprechbar und bearbeitbar werden.

Ferenczi, Rickman und Suttie (2018) beschreiben die Dynamik so, dass das Unbewusste des Patienten mit dem Unbewussten des Therapeuten in einem Dialog ist, ohne dass im Bewusstsein der beiden auch nur die entfernteste Konzeption davon vorhanden ist. Der Austausch findet statt, ohne dass dies bewusst angestrebt wird. Man könnte sich vielleicht vorstellen, dass es ähnlich des automatischen Einloggens und Datenaustauschs eines Handys in bekannten WLAN-Netzen abläuft.

Auch Heimann (1950) sagt, dass die unbewusste Beziehung zwischen Therapeut und Patient wichtig ist und dass der Patient den Therapeuten schon unbewusst wahrgenommen hat, bevor er eine bewusste Konzeption der Situation entwickelt.

Dabei ist es gemäß Bergstein (2013) eine Herausforderung für den Therapeuten, dass er in der Lage sein muss, etwas durch Intuition zu identifizieren, was nicht mit den bekannten Sinnen wahrgenommen werden kann. Um bei dem Beispiel der Gitarre zu bleiben: Er muss anhand einzeln gespielter Töne den Charakter der Tonart als Anmutung spüren, um intuitiv ein Gefühl dafür zu bekommen, ob der Patient beispielsweise Informationen preisgibt, die an Dur erinnern, also etwas Fröhliches mitteilen, oder ob er Leid in Moll ausdrückt. Dies kann er nicht nach einem einzelnen gewöhnlichen Ton sagen, sondern er braucht zur Bestimmung der Tonart mindestens einen charakteristischen Ton, besser aber noch mehrere Töne. Oft ist dies bereits anhand des Klangs der Töne (also, wie der Patient es kommuniziert), spürbar, weil diese im Therapeuten ein Gefühl auslösen. So wie A-Dur als freudig und C-Dur als ernst wahrgenommen wird und a-Moll als traurig bzw. fis-Moll als tragisch, kann der Therapeut aus der Zusammensetzung der Töne und der Wirkung dieser

Rückschlüsse darauf ziehen, unter welcher emotionalen Färbung die Informationen des Patienten anzuschauen sind.

Bergstein (2009) betont, dass emotionales Wachstum nicht nur das Durchqueren von Zäsuren erfordert, sondern auch das Erschaffen oder Entdecken von neuen, überraschenden Zäsuren. Bion (2011) unterstützt diese These, in dem er sagt, dass es wichtig ist, dass sich jemand traut, auch psychotisch oder verrückt zu sein und die falschen Dinge zu hören. Bergstein (2009) führt an, dass an dem Punkt, wo neue Zäsuren geschaffen werden, oft eine Angst des katastrophischen Wandels auftaucht, wenn der offensichtliche Einschnitt noch nicht gefunden wurde. Seiner Meinung nach ist analytische Veränderung durch eine Trennung der schon bekannten Bedeutungen und dem Durchbruch von neuen Entdeckungen möglich.

Die Aufgabe des Therapeuten ist es nach Parsons (2005) sowie Botella und Botella (2005) sich selbst hinzugeben, als Double des Patienten zu arbeiten. Durch Öffnen seines Geistes für eine regressive Bewegung von verbalen Ausdrücken und Objektrepräsentationen zu nonverbalen Erfahrungen und quasi-halluzinatorischen Wahrnehmungen spiegelt der Therapeut die psychische Welt des Patienten. De M'Uzan (2000) nennt dies »dreaming someone else's dream«. Zu beachten ist, dass der Patient immer wieder verführt ist, dieser Spiegelung durch den Therapeuten zu entfliehen.

Cartwright (2014) sieht in der Reverie die klinische Manifestation der Container-Theorie. Reverie erlaubt seiner Meinung nach die Verbindung zweier Seelen auf vorbewusster Ebene, indem der träumende Therapeut seine Ich-Grenzen lockert und die Entstehung eines intersubjektiven Traums zulässt. Dies ist eine Erweiterung des Konzepts der gleichschwebenden Aufmerksamkeit. Freud (1912) betont mit seinem Konzept passivrezeptive Aspekte. Reverie hingegen will die Aktivität des Therapeuten beschreiben, der auf das Material des Patienten mit Träumereien und Fantasien reagiert.

Unbewusste aktive Kommunikation ist daher im Therapieprozess ein wichtiges Charakteristikum, da sie ermöglicht, dass auch unbewusstes Material vom Patienten an den Therapeuten übermittelt werden kann. Dadurch bildet die unbewusste aktive Kommunikation eine zentrale Grundlage der Nutzung von Reverien im Therapieprozess. Im Folgenden möchte ich die Konzepte des Ernährungs- und des Synapsenmodells von Bion (2009) bzw. Bergstein (2013) sowie des Träumens und des Containings als Beispiele für unbewusste, aktive Kommunikation zwischen Therapeut und Patient näher vorstellen.

4.2 Ernährungs- und Synapsenmodell

Bergstein (2013) greift bei dem Versuch, die Frage zu klären, wie der Therapeut mit archaischen Zuständen des Patienten in Kontakt kommen kann auf das Ernährungs- und das Synapsenmodell zurück.

Das Ernährungsmodell entwickelt er aus Bions (2009) Arbeiten zum Containing und seinen Theorien zum Denken. Bion geht davon aus, dass Gedanken als Nahrung konzipiert sind und der Geist als Verdauungssystem. Transformation findet statt, wenn ursprüngliche Gedanken (rohe Sinneseindrücke) durch projektive Identifikation jemand anderem (zum Beispiel der Mutter) kommuniziert, von dem anderen durch die Alpha-Funktion verstoffwechselt, entgiftet und verdaut werden und dann durch Kommunikation in einer erträglicheren Form zurückgegeben werden.

Bion (1962) beschreibt, dass Säuglinge Präkonzeptionen (also A-priori-Wissen/Intuitionen) haben, die in einem Realerlebnis zu Konzeptionen werden. Der Säugling hat beim Aufkommen eines Hunger-Gefühls beispielsweise die Erwartung, dass etwas kommen wird, um den Hunger zu stillen. Wenn die Mutter ihn dann stillt, realisiert sich seine Erwartung und der Säugling entwickelt eine Konzeption zum Thema »Hunger stillen«. Wenn seine Erwartung, dass sein Hunger gestillt wird, nicht erfüllt wird, kommt es zu einer »Negativ-Realisierung«, was der Säugling als unangenehm erlebt, ähnlich wie Beta-Elemente. Die Erwartung der Brust zusammen mit der Nicht-Realisierung führt bei weiter entwickelten Kindern zu dem Gedanken, dass es etwas gibt, was abwesend ist. Nicht ausreichend entwickelte Kinder benötigen für diesen Schritt eine Bezugsperson, wie beispielsweise einen Therapeuten. Übertragen auf die therapeutische Beziehung kann dies bedeuten, dass sich Präkonzeptionen des Patienten in

Spiel- oder Gesprächssituationen realisieren oder nicht realisieren und der Patient zusammen mit dem Therapeuten dann über etwas Anwesendes oder Abwesendes nachdenken kann. Das angestrebte Ziel ist es für Bion (2016) die subjektive Wahrheit des Patienten herauszuarbeiten. Ob etwas wahrhaftig ist, ist dabei für den Therapeuten intuitiv spürbar, weil Wahrhaftigkeit über Emotionen transportiert werden kann. Nach Bion ist die Intuition unser »siebter Sinn« und ein Teil des Wahrheitstriebs (»Truth Drive«). In Behandlungsstunden begegnet es mir oft, dass ich intuitiv spüre, ob ich das Anliegen des Patienten richtig wahrgenommen habe oder nicht, wie auch folgende Behandlungsszene verdeutlicht:

> *Ich begrüße einen Patienten zu Beginn der Stunde freudig. Die ganze Zeit danach spielt er sehr aggressiv und körperbetont. Intuitiv denke ich irgendwann, dass seine aggressive Spielweise daran liegen könnte, dass ich seine Befindlichkeit falsch eingeschätzt hatte und ihm demnach bei der Begrüßung zu fröhlich gegenüber getreten bin. Auf Grundlage dieses vagen Gefühls spreche ich dies an, was dann sein Verhalten positiv verändert.*

Nach Bion (2009) werden neue Gedanken, »embryonische Gedanken ohne Denker« offensichtlich, wenn sie einmal einen mentalen Platz im Geist von jemandem gefunden haben. »Gedanken ohne Denker« werden seiner Meinung nach entdeckt und nicht erfunden. Bion sagt, dass niemand den wahren Gedanken denken muss: Er wartet auf einen Denker, der durch den wahren Gedanken Bedeutung erlangt. Dies bedeutet, dass der Patient den Therapeuten braucht, um Gedanken zu finden, die da sind, aber noch nicht gefunden wurden. Ähnlich wie der Säugling, der noch zu wenig entwickelt ist, um aus einer Negativ-Realisierung den Schluss zu ziehen, dass etwas fehlt. Unbewusste Themen zeigen sich auf diese Art, wenn der Therapeut auf sie stößt. Gemäß Bion erlangt der Denker des wahren Gedankens Bedeutung für den Patienten. Meiner Ansicht nach erlangen aber auch manchmal wahre Gedanken erst Bedeutung für den Patienten, wenn es einen Denker gibt, der sie entdeckt.

Bergstein (2009) ergänzt, dass es manchmal so aussieht, als tauchen diese »wahren Gedanken« aus dem Nichts auf. In Wirklichkeit sind diese wahren Gedanken die Ernte aus einem langen Prozess der gemeinsamen Arbeit von Therapeut und Patient im intersubjektiven Dritten, bei dem es wichtig ist, dass der Therapeut die Gedanken ausreichend lange in die undenkbare, unträumbare und unaussprechliche unbewusste Arbeit verbannt, bevor dem Patienten eine Deutung angeboten wird.

Da »Gedanken ohne Denker« in der Regel unbewusst sind, brauchen sie ein Gegenüber, das zufällig auf diese Gedanken stößt und sie dann weiter ausarbeitet. Hierfür eignen sich Reverien gut, da auf diese Weise Bedeutungen ausgelotet werden können, die immer wieder anhand der eigenen Intuition auf ihre Wahrhaftigkeit überprüft werden können, also darauf, ob sie sich für den Therapeuten stimmig anfühlen.

Das Synapsenmodell von Bergstein (2013) nimmt Zäsuren in den Blick, verbunden mit der Fragestellung, wie die Kommunikation zwischen zwei Synapsen verläuft. Dabei wird auch die Frage aufgeworfen, wie genau Informationen von einer Person zu einer anderen transportiert werden. Bergstein entnehme ich, dass er den Traum und damit auch die Reverie als geeigneten Überbringer ansieht, da Reverie empfänglich für projektive Identifikationen ist. Reverie macht es nach Bion (2018a) möglich, das zu hören, was in der Zäsur passiert. Sie kann daher eine Brücke anbieten zwischen mehreren freien Assoziationen des Patienten und auch zwischen den freien Assoziationen des Patienten und den Deutungen des Therapeuten.

Bergstein (2013) betont, dass die Zäsur ein Modell für den Raum zwischen zwei Menschen ist. Er vergleicht die Zäsur mit einem reißenden Fluss, in dem Veränderung passieren kann. Er betont auch, dass sich in Zäsuren emotionale Lebendigkeit findet. Wenn der Therapeut sich in die Zäsur begibt, also in die Erforschung der Themen, Motive, Emotionen, die unbewusst sind, entsteht emotionale Turbulenz aufseiten des Patienten, des Therapeuten oder bei beiden. Seiner Auffassung nach ist es erforderlich, dass Therapeuten in emotionale Turbulenz geraten, ohne etwas zu haben, an dem sie sich festhalten können, um die Bewegung nicht zu stoppen, die wichtig zum Entdecken und Bearbeiten unbewusster Themen ist. Eine Bewegungsänderung zwischen den Ufern kann seiner Meinung nach zur Erweiterung des seelischen Erlebens führen.

Die psychische Bewegung zwischen Zäsuren wird seiner Meinung nach durch das Träumen ermöglicht. Dadurch kann das Bewusste mit dem Unbewussten sowohl in Verbindung gebracht als auch getrennt werden. Der Traum hält die Trennung zwischen Wachheit und Schlaf aufrecht.

Zugleich überbrückt der Traum auch zwischen Wachheit und Schlaf, sodass es für Therapeuten möglich wird, imaginativ Vermutungen anzustellen, wie der Traum eine Brücke und damit auch Kontinuität zwischen den Psychen zweier Menschen erschafft. Seiner Meinung nach wird immer, wenn zwei Menschen aufeinandertreffen, emotionale Turbulenz geschaffen. In den Behandlungsstunden mit einer Patientin konnte ich dies auch beobachten.

Trotz einer fröhlichen Begrüßung entwertet die Patientin mich im Behandlungsraum immer und gibt mir zu verstehen, dass sie die vorherige Therapeutin mag und mich nicht. Sie behauptet, dass die vorherige Therapeutin ihr auch immer aus den Elterngesprächen erzähle und auch viel Privates über sich selbst. Obwohl ich sicher bin, dass dies nicht der Realität entspricht, schafft es die Patientin, mich innerlich zu verunsichern. Ich spüre ein Misstrauen der vorherigen Therapeutin gegenüber in mir aufkommen, verbunden mit einem fantasierten Einstieg in einen Machtkampf darüber, wer die bessere Therapeutin ist und einem starken Impuls, die Patientin davon überzeugen zu wollen, dass ich kein schlechter Mensch bin und ihr auch viel zu bieten habe. Diesen Zustand zu bemerken, auszuhalten, aber nicht auszuagieren, ist für mich wie eine emotionale Turbulenz. Stärker werden die Turbulenzen, als ich merke, dass die Wahrnehmung der Patientin sich sehr von meiner unterscheidet. Wenn wir »der Boden ist Lava« spielen und ich auf dem Sofa sitze mit angezogenen Beinen, wirft sie mir immer vor, dass ich genau in der Lava stehe. Dass meine Beine den Boden nicht berühren, lässt sie nicht gelten. Wieder spüre ich Verunsicherung und Irritation, die so weit geht, dass ich mich frage, ob ich wirklich sitze oder nicht doch in der Lava stehe. Die Versuchung, die Patientin an dieser Stelle zu strafen und zu entwerten, ist groß, muss aber von mir contained werden, bis ich verstehe, dass ihre andere Wahrnehmung eher ein Agieren eigener Unsicherheiten ist. Bevor ihr gesagt werden kann, dass sie falsch und ungenügend ist, wirft sie es anderen vor, die dadurch erst einmal beweisen müssen, dass es nicht so ist. Durch diese Erkenntnis wurde es mir möglich, einen anderen Umgang mit der Patientin zu finden.

Bergstein (2013) benennt, dass sich Reverie für den Therapeuten anfühlt wie assoziative Gelockertheit und dass die Gefahr der Desintegration und der Zusammenbruch der Kontaktschranke und die Tendenz, einen haltenden Anker zu finden, der verhindert, dass aus Gedanken Handlungen werden, steigt. Er führt weiter aus, dass es Patienten gibt, die Beta-Elemente nicht träumen und die die Alpha-Funktion nicht nutzen können, um Beta-Elemente in Alpha-Elemente umzuwandeln. Daher drohen die Beta-Elemente sie zu überwältigen. Ohne die Möglichkeit, diese Beta-Elemente zu träumen, können sie nicht unterdrückt und im Unbewussten gespeichert werden. Sie verbleiben dann als unmentalisierte Erfahrungen. Hier zeigt sich deutlich, wie notwendig es ist, jemanden zu haben, das träumen kann, was der Patient nicht träumen kann (Ferro, 2012; Grotstein, 2009). Ziel ist nach Meinung der Autoren, dass die sinnliche Erfahrung zu einer mentalisierten wird.

Beide Modelle zeigen auf, dass es die Aufgabe des Therapeuten ist, das unbewusste Material des Patienten zu entdecken und zu entschlüsseln. Hierbei stellt die Reverie einen guten Ansatz dar, um ausgehend von dem Material, was sich zeigt, Gedanken zu entdecken, die noch nicht gedacht wurden oder durch die Bewegung in Zäsuren neue Informationen zu enthüllen. Ausgehend von diesen Gedanken möchte ich im Folgenden die Grundlagen des Träumens näher beschreiben, da Bergstein (2013) das Träumen als geeignete Methode ansieht, um die eben erwähnte Aufgabe zu erfüllen.

4.3 Träumen

Nach Bion (2013a) ist jemand, der nicht in der Lage ist zu träumen, nicht dazu fähig, differenzierbare unbewusste und bewusste Erfahrungen zu erschaffen. Er erweitert das bislang bestehende Traumkonzept von Freud (2010), das die Konstruktion von Narrativen mit ihren latenten und manifesten Bedeutungen fokussierte, durch die Bedeutung von gespeicherten Erfahrungselementen (»Alpha-Elemente«).

Träumen schafft gemäß Bion (2013a) Meinung nach Bewusstheit und Unbewusstheit und hält aufrecht, dass zwischen beiden unterschieden werden kann. Er unterscheidet zwischen »being asleep« und »being awake«. Letzteres bedeutet, dass man sich bewusst ist, was im wachen Leben passiert. Ich bemerke zum Beispiel, dass ich ein Buch lese oder an diesem Text schreibe und bin daher aufgewacht aus unbewussten Träumen. »Being asleep« bedeutet für Bion, dass man sich bestimmten Elementen oder Dingen nicht bewusst ist, weil sie die Traumgrenze nicht überqueren können. Beiden Formen des Träumens ist gemeinsam, dass sie eine semipermeable Barriere schaffen, die bewusstes und unbewusstes Leben trennt und verbindet.

Bion (2013a) ist der Ansicht, dass Träumen unbewusste psychologische Arbeit beinhalten muss. Erreicht wird diese durch die Verbindung von Erfahrungselementen, die im Gedächtnis gespeichert sind. Aufgrund dessen wird es möglich, bewusst über die Erfahrungselemente nachzudenken und die Erfahrung dann psychologisch zu nutzen. Wenn dies nicht der Fall ist, werden Erfahrungselemente evakuiert (z. B. bei Halluzinationen oder starken projektiven Identifikationen). Die Erfahrungselemente wirken dann weiter, ohne dass es die Möglichkeit gibt, sich mit ihnen auseinanderzusetzen. Dies konnte ich in einer Behandlungsstunde mit einer jungen volljährigen Patientin ebenfalls erleben:

Eine Patientin schildert Halluzinationen, in denen große Mengen von Käfern überall in ihrem Zimmer sind und auch Besitz von ihrem Körper ergreifen. Diese Halluzinationen treten seit einem Suizidversuch auf. Seitdem hat sie große Angst vor einem Wahrwerden dieser Halluzinationen. Sie berichtet, dass sie manchmal Träume habe, in denen sie bestimmte Dinge emotional schon erfahre, die dann mit zeitlicher Verzögerung wirklich passieren. So wachte sie nach einem Traum mit dem Gefühl auf, dass etwas Schlimmes passieren wird. Wenig später musste ihr Hund eingeschläfert werden. Aufgrund dieser Erfahrung ist die Patientin nun besorgt, ob die Halluzination der Käfer ihr ankündigen, dass sie wirklich bald von Käfern heimgesucht und bedroht werde. Im Gespräch mit ihr konnte ich an dieser Halluzination anknüpfen. Auch ich bekam das Gefühl, dass hinter jeder Wand Käfer sitzen, die warten, bis ich schlafe, um dann auf mir herumzutrampeln und sich weiter zu vermehren, bis mein Körper ganz unter Käfern begraben ist. Ich erlebte das Gefühl von Rastlosigkeit und nicht gegen die immer mehr werdenden Käfer ankämpfen zu können. Als ich mit der Patientin darüber sprach, entwickelte sich immer mehr das gemeinsame Bild, dass die Käfer symbolisch für ihr

Lernpensum stehen, was sie auch überrennt und gleichzeitig für ihre Eltern, die, obwohl die Patientin volljährig ist, jeden ihrer Schritte kontrollieren. Die Käfer symbolisierten ihre Ohnmacht und ihr Dilemma, keine Pause machen zu dürfen, weil sie sonst von allem überrannt wird. Nach dem Umwandeln der Beta-Elemente in Alpha-Elemente wurde es der Patientin möglich, darüber nachzudenken, wodurch ihre Halluzinationen vollständig aufhörten.

Die Alpha-Funktion hat für Bion (2013a) eine wichtige Rolle bei der Umwandlung von rohen Sinneseindrücken (»Beta-Elemente«) in Erfahrungselemente (»Alpha-Elemente«). Seiner Auffassung nach können nur Alpha-Elemente als bewusste Erinnerungen gespeichert werden. Zu diesen bewussten Erinnerungen können Verknüpfungen entstehen, die notwendig für bewusste, aber auch vorbewusste und unbewusste psychologische Arbeit wie Träumen, Denken, Erinnern, Vergessen, Reverie und Erfahrungslernen sind. Träumen bedeutet in seinem Sinne also emotionale Erfahrungen verarbeiten zu können. Beta-Elemente können nicht miteinander verknüpft werden. Vielmehr stehen die einzelnen Elemente nebeneinander und ergeben kein ganzes Bild oder Muster. Aus diesem Grund können sie fast nur abgekapselt oder als sogenannter »psychischer Lärm« (Ogden, 2003) gespeichert werden. Diesen psychischen Lärm vergleicht Ogden mit »Schnee auf einem fehlerhaften Fernsehbildschirm, der es auch nicht möglich macht, die Lichtpunkte so zu verbinden, dass ein zusammenhängendes Bild oder Muster vom gezeigten Inhalt gebildet werden kann.

Bion (2013a) vertritt die These, dass die Wahrnehmung der emotionalen Erfahrung von der Alpha-Funktion bearbeitet werden muss, bevor sie genutzt werden kann. Dabei wandelt die Alpha-Funktion Sinneseindrücke in Alpha-Elemente um, die dann visuellen Bildern, wie sie auch in Träumen vorkommen können, ähneln oder mit ihnen identisch sind. Die Alpha-Funktion macht Sinneseindrücke für die emotionale Erfahrung von bewussten Gedanken und Traumgedanken zugänglich. Die Umwandlung von rohen Sinneseindrücken in unbewusste Erfahrungen, die die Möglichkeit bieten, gespeichert und zugänglich gemacht zu werden, ist seiner Ansicht nach wichtig, um überhaupt emotionale Verknüpfungen machen zu können. Aus diesem Grund kommt der Reverie des Therapeuten, die vergleichbar mit der Nutzung der Alpha-Funktion ist, im therapeutischen Prozess eine große Bedeutung zu.

Menschen, die die Alpha-Funktion nicht nutzen können, träumen nach Bion (2013a) nicht. Sie bemerken lediglich rohe Sinneseindrücke. Diese Menschen haben seiner Ansicht nach auch Schwierigkeiten, Beta-Elemente dahingehend zu unterscheiden, ob sie im Schlaf erlebt wurden oder im wachen Zustand. Dies macht dann eine Unterscheidung von wachen und schlafenden Zuständen sehr schwer bis fast unmöglich, was ich auch selbst in einer Behandlungsstunde erfahren konnte:

Eine Patientin, die als Grundschülerin sexuelle Gewalt erlebte, sich damit aber erst 7 Jahre später offenbarte, berichtet mir, dass sie manchmal zweifelt, ob sie dies wirklich erlebt oder ob sie es nur geträumt hat. Eigentlich sei sie sich sicher, dass es die Tat gab, und verzweifelt daher nahezu daran, dass ihre Psyche ihr immer wieder vorzugeben versucht, dass alles doch »nur« ein Traum gewesen sein könnte. Im Gespräch mit ihr fühlen sich diese Zweifel an wie ein Albtraum, aus dem die Patientin nicht erwachen kann, weil sie ihre Alpha-Funktion nicht nutzen kann.

Nach Bion (2013a) ist ein wichtiges Charakteristikum von Träumen, dass sie psychologische Arbeit im Einzelnen anstoßen, etwas verändern und irgendwo hinführen sollen. Träumen zu können ist daher offensichtlich ein wichtiger Schritt in einer psychotherapeutischen Behandlung, um Veränderung in Gang zu setzen. Die Fähigkeit, Träume erleben zu können, bedeutet nach meinem Verständnis auch, dass unbewusste Gefühle und Themen das Bewusstsein nicht überfluten, wodurch der Patient in den Behandlungsstunden nicht mehr so viel agieren muss und eine sanfte Annäherung an die unbewussten Themen ohne Zusammenbruch der Abwehr möglich wird. Meiner Ansicht nach werden auch Therapeuten in manchen Behandlungen von Beta-Elementen des Patienten überflutet. In diesem Zusammenhang ist es daher auch geradezu sinnvoll, dass Therapeuten im Kontext einer psychotherapeutischen Behandlung auf Reverien zurückgreifen, um mit dieser Überflutung umzugehen. Ich erlebe Behandlungsstunden, in denen die Patienten nahezu pausenlos mit Worten oder Handlungen »feuern«. Wenn es im Außen stressig wird, habe ich gute Erfahrungen damit, mich ein Stück zurückzunehmen und in mich zu kehren, um einen Eindruck zu gewinnen, was das »Feuer« im Außen mit mir macht bzw. in mir auslöst. Ich habe in diesen Momenten den Eindruck, mein Körper dient mir wie eine Schutzhülle, an der die Worte und Handlungen des Patienten augenscheinlich abprallen, während ich diesen im Inneren Bedeutung verleihen kann. So werde ich auch davor geschützt, Impulse zu agieren, die das »Feuer« im Außen provoziert. Der Patient kann dann auch allmählich zur Ruhe kommen, wenn er merkt, dass sein »Feuer« bei mir eine Resonanz auslöst, die sogar in Worte gekleidet werden kann. Ab dann entsteht eine neue Gesprächs- oder Erfahrungsgrundlage zwischen uns beiden. Dies verdeutlicht auch folgende Behandlungsszene:

Ich lerne einen Patienten kennen, der Stille nur schlecht aushalten kann. Bereits vom ersten Moment an erzählt er ohne Unterbrechung von seinen Erlebnissen. Ein Ereignis »jagt« das andere und ein Impuls ist stärker als der nächste. Während der Patient davon redet, dass er in der Klasse der beste in allem ist und detailliert die Schwächen seiner Mitschüler berichtet, driftet meine Aufmerksamkeit ab. Ich sehe mich vor einem hohen Berg stehen, den er erklettern soll. Motiviert setze ich die ersten Schritte, die aber erfolglos bleiben, weil ich abrutsche. Immer, wenn ich etwas vorangekommen bin, rutsche ich ab und scheitere. Alles, was ich versuche, schlägt fehl. Hinter mir steht eine Frau, die jedes Scheitern abwertend kommentiert. Als ich mit dem Patienten darüber spreche, was ich mir eben vorgestellt habe und dass dies das Gefühl in mir auslöste, nicht zu genügen, zu scheitern und auch von außen zur Höchstleistung angetrieben zu werden, kann der Patient sagen, dass er von seinen Eltern Druck bekommt, der Klassenbeste zu sein, obwohl er eigentlich lieber mit den anderen auf einer Höhe sein möchte. Weil er neidisch ist, dass die anderen nicht so gut sein müssen, ist er oft gemein zu ihnen.

Das Träumen hat meiner Ansicht nach eine zentrale Funktion im therapeutischen Prozess. Zum einen ermöglicht es, emotionale Erfahrungen zu verarbeiten und zum anderen schützt es auch die therapeutische Beziehung, in dem Affekte, Impulse, Worte und Handlungen einen Ort finden, an dem sie sein dürfen, ohne in der realen Beziehung Schaden anzurichten.

Botella und Botella (2005) sagen, dass der Traum des Analytikers die Parallele zur Unfähigkeit des Patienten zu träumen ist. Der Traum des Analytikers ist quasi der »non-Dream« des Patienten. Somit kann der

Therapeut Informationen bekommen, die dem Patienten selbst nicht zugänglich sind.

Bion (2018a) fand in seiner Arbeit heraus, dass der Patient in dem Moment beginnen konnte zu träumen, als der Therapeut nicht mehr versuchte, den Inhalt der gesagten Worte zu verstehen, sondern seinen Gedanken freien Lauf ließ. Der Patient kann in der Folge seinen seelischen Binnenraum erweitern. Dadurch wird der Patient laut Bergstein (2009) fähig, verschiedene Perspektiven zu beleuchten. Auch dies erlebe ich im Verlauf der Behandlungen meiner Patienten, wenn sie immer mehr in der Lage sind, Situationen aus der Perspektive aller Beteiligter zu sehen und zu analysieren, welche Dynamiken sich zwischen den Beteiligten ereignen. Durch die Vorbildfunktion des Therapeuten internalisiert der Patient die Funktion des Träumens und die Funktion des Suchens nach Bedeutung fernab einer bestimmten Bedeutung. Demnach ist das Ziel einer Analyse nicht das Aufdecken von unbewussten Inhalten, sondern die Erweiterung des mentalen Containers.

4.4 Containing und transzendente Funktion

Bion (2013a) übertrug das Konzept der projektiven Identifikation (Klein, 1946) auf die Verbindung von Mutter und Kind. Dabei betonte er die Fähigkeit der Mutter, die primitiven Ängste, die das Kind erlebt und in sie projiziert, zu containen. Bion (2013b) bezieht sich auf die sehr frühe Beziehung des Säuglings zur Brust der Mutter, in der der Säugling seine Ängste in die Brust lenkt. Wenn diese Erfahrung angenehm ist (die Mutter also die Ängste aushalten und containen kann), etabliert sich ein Gefühl von Beruhigung. Wenn die Erfahrung nicht angenehm ist (also die Mutter selbst ängstlich und unfähig ist, die aggressiven und ängstlichen Gefühle ihres Kindes zu halten), dann findet keine Verarbeitung des gesendeten Materials statt. Es wird dem Säugling unverarbeitet zurückgegeben, was dann zu einer Überflutung des noch unreifen »Ichs« des Säuglings führt.

Die Reverie der Mutter erlaubt ihr nach Bion (2013a), den Säugling in sich zu fühlen und seinen Erfahrungen Form und Worte zu geben. Sie empfängt die projektiven Identifizierungen des Säuglings, lässt sich davon berühren und erschafft daraus ihre eigenen Gedanken und Reverien, in denen das vorhandene Material weiterverarbeitet, und zu einem späteren Zeitpunkt transformiert an den Säugling zurückgegeben wird. Auf diese Weise können Menschen unbewusst miteinander kommunizieren. Dies ist auch auf die therapeutische Beziehung zwischen Therapeut und Patient übertragbar, wobei der Patient unbewusste Themen über projektive Identifikation an den Therapeuten kommuniziert, der diese aufnimmt, metabolisiert und in leichter verdaubarer Form an den Patienten zurückgibt. Dabei übernimmt die Reverie die Aufgabe, die projektiven Identifikationen zu verstoffwechseln. Die einfachste Beschreibung des Container-Contained-Modells bezeichnet den allgemeinen Vorgang, in dem ein »Objekt« (Container) ein »Etwas« (Contained) in sich aufnimmt, wodurch sich beide verändern und etwas Neues entsteht.

Ogden (2001) unterstützt dies, indem er darauf hinweist, dass der Therapeut in Betracht ziehen sollte, dass er der Container für die nonverbal ausgedrückten Ängste des Patienten werden muss und diese mit Empathie verstehen soll. Zumal der Patient diese Ängste und die unerträglichen Aspekte seiner Persönlichkeit projizieren musste, weil er selbst nicht in der Lage war, diese zu ertragen oder weil der Patient aufgrund gemachter Erfahrungen nicht erwartet, dass jemand anderes verstehen kann, was er erfahren hat. In diesem Prozess existieren Containing und Deutung seiner Meinung nach nebeneinander. Ein erfolgreicher Prozess kann stattfinden, wenn der Therapeut es schafft, spezifische Methoden oder Funktionen für genau diesen einen Patienten zu finden, sich also genau auf ihn einzustellen.

Nach Bovensiepen (2002a) ist die Auseinandersetzung mit dem Unbewussten eine »transzendente Funktion«. Sie ist ein natürlicher Vorgang und besteht aus einer Abfolge von Fantasievorgängen, die spontan in Träumen und Visionen auftreten. Seiner Ansicht nach kann es sein, dass in einer Behandlungsstunde Emotionen da sind, aber nicht zwangsläufig auch Bilder. Bilder müssen seiner Meinung nach erst verfügbar gemacht werden. Dies kann am ehesten durch eine Haltung geschehen, die Jung

(1937) »symbolische Einstellung« nennt. Kast (2016) spricht von einer »symbolisierenden Einstellung der Aktivität des Ich«.

Symbolische Einstellung ist nach Bovensiepen (2002a) eine auf Übertragung und Gegenübertragung basierende Beziehungshaltung, die die Gefahr der Lenkung der Aufmerksamkeit auf die Inhalte der Fantasien und Symbole und damit die Gefahr des Intellektualisierens mindern soll. Therapeuten sollten sich auf den Prozess der Entstehung eines symbolischen Raumes (innerer und intersubjektiver Raum) konzentrieren, der aus der Übertragung/Gegenübertragung entsteht und zur Transformation emotionaler Ereignisse innerhalb einer dyadischen Beziehung führen kann (wie in der frühen Mutter-Kind-Beziehung).

Die symbolische Einstellung ist seiner Meinung nach eine analytische Haltung mit dem Ziel, über die reine Tatsächlichkeit hinaus den Geschehnissen einen Sinn beizumessen. Sie resultiert aus der Symbolauffassung und der Annahme einer transzendenten Funktion des Therapeuten und der Unfähigkeit des Patienten zu symbolisieren.

Die transzendente Funktion vermittelt zwischen Körper und Psyche. Sie geht aus der Vereinigung bewusster und unbewusster Inhalte hervor. Durch die Wirkung der transzendenten Funktion drücken sich die unbewussten persönlichen Fantasien symbolisch aus. Dieses Symbol führt zu einem intellektuellem Verstehen und auch zu einem »Verstehen durch Erleben« (Jung, 1942). Er sieht in der Auseinandersetzung zwischen dem Ich und dem Unbewussten die transzendente Funktion und die Symbolbildung als »Herstellung eines Dritten«.

Jungs (1917/1942) Konzept der transzendenten Funktion hat eine Verwandtschaft mit Bions (2013a) Konzept der Alpha Funktion in Bezug auf die transformatorische Aktivität der Psyche.

Unbewusste Kommunikation über projektive Identifizierungen und Containing sowie Träumen im Sinne des Benutzens der Alpha-Funktion in Verbindung mit einer symbolischen Einstellung zeigen sich in der Literatur als Möglichkeiten, mit dem Unbewussten des Patienten in Kontakt zu kommen. Hier kommt meiner Ansicht nach zum Ausdruck, dass Reverie als Behandlungsmethode verstanden werden kann, die zu einer Verbreiterung des psychischen Binnenraums des Patienten und dazu führen kann, unbewusstes Material so umzuwandeln, dass es besprechbar wird. Um aufzuzeigen, wie Therapeut und Patient gemeinsam (unbewusst) kommunizieren, möchte ich im folgenden Kapitel das Erleben und Nutzen von Reverien in der Kinder- und Jugendlichenpsychotherapie anhand von Behandlungsszenen aufzeigen und mit theoretischen Annahmen verbinden.

5 Therapeutische Arbeit mit Reverien als Behandlungstechnik in der Kinder- und Jugendlichenpsychotherapie

Der Einsatz von Reverien wurde in der bisherigen Literatur in der Regel für den Einsatz mit Erwachsenen beschrieben. Meine Erfahrungen mit Kindern, Jugendlichen und jungen Volljährigen zeigen, dass Reverien auch in der Kinder- und Jugendlichenpsychotherapie sinnvoll und gewinnbringend einsetzbar sind. Der wesentliche Unterschied liegt darin, dass die Behandlung von Erwachsenen in der Regel über das Gespräch stattfindet, während besonders Kinder hauptsächlich spielen, junge Volljährige in der Regel das Gespräch suchen und Jugendliche situationsabhängig sowohl das Gespräch als auch das Spiel wählen. Die Erkenntnisse über Reverien aus der Erwachsenenpsychotherapie sind gut auf Jugendliche und junge Volljährige übertragbar. Über das Spiel, das als Äquivalent des freien Assoziierens angesehen wird (Klein, 1987), können Konflikte und Beziehungserfahrungen symbolisch dargestellt werden. Da Reverien eine Reaktion des Therapeuten auf freie Assoziationen des Patienten sein können, sollten sie im Kontext von Spielszenen auch Anwendung finden. Im Unterschied zu Erwachsenen ist es in der Kinder- und Jugendlichenpsychotherapie oft nicht möglich, komplett abstinent zu sein. Der Therapeut ist gefordert, am Spiel des Patienten teilzunehmen und die ihm zugewiesenen Rollen auszufüllen. Dabei setzt der Therapeut seinen eigenen Körper bewusst ein. In der nachfolgend beschriebenen Szene entwickelte sich auf Grundlage eines Regelspiels eine Reverie, die zum Verständnis des Patienten, der sich verbal nicht mitteilte, beigetragen hat. Diese Spielszene kann als Beispiel dafür dienen, dass Reverien die therapeutische Beziehung mit zusätzlichen Informationen anreichern können:

Ein sechsjähriger Junge kommt zur zweiten Stunde ohne seine Mutter. Wie schon zuvor redet er nicht und lässt 15 Minuten lang meine Versuche, mit ihm in Kontakt zu kommen, ins Leere laufen. Während ich mich abmühe, sitzt er an der der Ritterburg und spielt. Ich setze mich zu ihm und schaue ihm eine Weile zu. Er teilt die Ritter in »gut« und »böse« ein und sichert die Burg durch Ritter und Fallen. Niemand soll sich der Burg nähern können, ohne dabei zu Tode zu kommen. So fühlt es sich für mich im Kontakt zu ihm auch an. Ein Loch, was in der Burgwand ist, bekommt er nicht geschlossen. Er wird motorisch immer unruhiger und sagt schließlich, dass »es nicht geht und dass nur »jemand« es wieder »heile machen« könnte. Ich frage, wer »jemand« ist und denke, dass ich gemeint bin. Tatsächlich sagt er aber: »Die Frau, die im Wartebereich sitzt.« Damit meint er seine Mutter. Dass er so unpersönlich über seine Mutter spricht, wundert mich. Schnell regt sich ein Gefühl in mir, die Mutter nicht in die Behandlungsstunde zu holen, weil dies dem Patienten ermöglichen würde, sich weiter hinter seinem Schweigen, was mir auch schon im ersten Kontakt mit beiden begegnete, zu verstecken. Ich biete ihm also meine Hilfe an, die er nutzt. Der Patient wird dann zutraulicher und teilt mir die »bösen« Pferde zum Mitspielen zu. Er spricht noch immer nur einsilbig. Ich soll die Burg angreifen und er verteidigt sich. Die »guten« Ritter, die er spielt, rennen vor mir weg. Ich erkenne seine Angst vor Verfolgung und auch seine Wut, wenn andere Kinder Angst vor ihm haben und gebe dieser Ausdruck, in dem ich mich vor der Burg angreifen und außer Gefecht setzen lasse. Der Patient lässt sich nicht aufhalten und rennt mit seinen Figuren auf eine Falltür zu. Er ruft: »Kommt denn niemand, um mich zu retten?« Ich habe plötzlich ein Bild vor mir, dass der ins Verderben rennende Ritter sich einsam und verlassen fühlt und dass niemand seinen Schmerz wahrnimmt, dass er keine Familie hat und er jeden Abend alleine zu Hause ist. Weiter sehe ich, dass ein ehemaliger Freund, mit dem der Ritter eine sehr enge Beziehung hatte, vor der Burg steht und den Ritter, der ins Loch fallen wird, ansieht. Da nur ich mit meinen Figuren aktuell vor der Burg stehe, entscheide ich mich dafür, meine Rolle als »böser« Ritter zu verlassen und zu versuchen, dem »guten« Ritter zur Hilfe zu kommen. Ich benenne auch, dass ich auf dem Weg bin, um zu verhindern, dass er in das große Loch fällt. Leider schaffe ich es nicht, rechtzeitig da zu sein. Der »gute« Ritter fällt ins Loch, ist aber im Gegensatz zu vergleichbaren Spielsituationen nicht tot, sondern lebendig im Loch gefangen, sodass Kommunikation zwischen meinem und seinem Ritter möglich ist. Der Patient kann mir dann sagen, dass sein Zwillingsbruder böse wie meine Ritter und zudem sehr wild ist und Dinge kaputt macht. Da die Mutter nach der

Trennung mit beiden Jungs überfordert war, behielt sie meinen Patienten und gab den Zwillingsbruder zu seinem Vater. Beide sehen sich alle 14 Tage für ein paar Stunden. Ich bemerke in diesem Moment, dass das Bild, was ich im Spiel bekam, nahezu vollständig auf seine Lebenswirklichkeit übertragbar ist. Zwei Ritter kämpfen in verschiedenen Mannschaften (gut vs. böse, Mutter vs. Vater) und sind dabei räumlich getrennt (durch Burgmauern, getrennte Haushalte), was für mindestens einen Zwillingsbruder, meinen Patienten, schwer aushaltbar ist, sodass er sich unlebendig, gefangen, alleine und von der Welt getrennt fühlt. Dieses Bild zusammen mit seinen Erklärungen hinterlassen bei mir einen starken Eindruck, sodass ich die Aggressionen, die der Patient im Kontakt zu anderen Kindern zeigt, gut nachvollziehen kann. Diese Spielszene hilft mir, die inneren Zustände meines Patienten zu verstehen, obwohl er sie nicht verbal äußern kann. Ich kann nachspüren, dass ihn seine familiäre Situation wütend und hilflos und seine Sprachlosigkeit darüber ihn für mich sehr lebendig erfahrbar macht.

Diese Behandlungsszene unterstützt die Annahme von Winnicott (2010), dass das Kind beim Spielen externe Phänomene im Dienste des Traums manipuliert und diese mit Bedeutung und Affekten besetzt. Aus diesem Grund können sich Überlegungen zur Anwendung von Reverien in der Kinderpsychotherapie meiner Meinung nach auch auf Spielsituationen und nicht nur auf Gesprächssituationen beziehen. Im folgenden Kapitel möchte ich weitere aus der Literatur bekannte Ansätze und Techniken vorstellen, um die unbewussten Inhalte des Patienten über verschiedene Formen von Reverie zu erfassen und deren Relevanz für die Kinder- und Jugendlichenpsychotherapie anhand von Fallbeispielen aufzeigen.

5.1 Somatisch-motorische Reverie, Resonanz und somatisches Innewohnen

Pinkas-Samet (2016a) beschäftigt sich mit theoretischen und klinischen Anwendungen von körperlichen Reverien. Körperliche Reverien zu haben bedeutet dabei für sie, dass sie in einer Behandlungsstunde ihren Geist umherwandern lässt zu eigenen Körperorganen, aber auch zum Patienten. Dabei ist nicht vorhersehbar, welcher Weg eingeschlagen wird oder in welchem Zustand der Geist zu ihr zurückkommt (z. B. erschöpft, verwelkt, voller Stärke und Leben). Für sie steht aber fest, dass der Geist immer durch eine Erfahrung verändert zurück in ihren Körper kommt.

Sie unterscheidet somatisch-motorische Reverie, Resonanz und somatisches Innewohnen und versteht körperliche Reverie als ein diagnostisches Instrument und auch eine klinische Intervention, um Veränderung hervorzurufen.

Somatisch-motorische Reverien sind nach Pinkas-Samet (2016a) unzählige Vorgänge, Pläne und Symptome, die im Körper existieren. *Resonanz* kann als interorganismische Chemie gedacht werden, die eine geteilte Struktur schafft und darüber hinaus kennzeichnet Resonanz auch die Fähigkeit zur direkten Körper-zu-Körper-Kommunikation. Resonanz ist ihrer Ansicht nach eine der zentralen Fertigkeiten in der Psychotherapie. *Somatisches Innewohnen* meint, in den Körper einer anderen Person einzutreten, ihn wieder zu verlassen und erneut betreten zu können. Ihrer Meinung nach erlaubt uns die Körperreverie die andere Person in uns zu tragen und auch vom anderen getragen zu werden. In diesen geteilten Träumen schwingt der Körper mit dem anderen mit und umgekehrt. Durch den Einschluss des anderen in die Bewegungen und weil der andere dies ebenfalls macht, kann ihrer Meinung nach Heilung stattfinden.

Die somatisch-motorische Reverie beginnt nach Pinkas-Samet (2016a) mit unverarbeiteten Wahrnehmungen. Therapeuten bemerken Wahrnehmungen in ihrem eigenen Körper und auch im Körper des Patienten. Unliebsame Körperwahrnehmungen können dabei ein Hinweis auf die Verarbeitung von Rohmaterial sein, das bisher nur in einer körperlichen Form repräsentiert werden kann. Dies begegnet mir oft in Form eines

Gurgelns des Darms, wenn Patienten Themen berichten, deren wahre Bedeutung noch nicht gefunden ist.

Über Resonanz wird es nach Pinkas-Samet (2016a) möglich, den anderen im eigenen Körper zu spüren und zum anderen zu werden. Wenn der Therapeut etwas in sich verändert, kann dadurch auch Veränderung im anderen geschaffen werden. Dies läuft ihrer Ansicht nach nicht prozesshaft ab. Wenn ich den Patienten auf mich wirken lasse und mich auf ihn einlasse, kann ich oft in meinem Körper Veränderungen wahrnehmen, wenn ich mich in den Patienten und seine Gefühlswelt einfühle. Diese Veränderungen können sowohl auf einer somatischen, kognitiven oder emotionalen Ebene stattfinden.

Somatisches Innewohnen ist für Pinkas-Samet (2016a) eine weiterführende Resonanzfertigkeit, die untrennbar von aktiver Körperreverie ist. Reverie ist ihrer Ansicht nach kein dissoziativer-körperloser Prozess (wie bei Bucci, 2011), sondern ein gemeinsames Sortieren von verlorenen Informationen, die nun wieder gefunden wurden.

Ein Sortieren von Informationen begegnet mir in den Behandlungsstunden auch oft. Dabei nehme ich auf verschiedenen Wegen Informationen auf, die sich intuitiv in einem Bild einordnen oder vor meinem inneren Auge gruppieren, sodass die Informationen eine Art Netzwerk oder Landkarte ergeben, die alle aufgenommenen Informationen miteinander in Verbindung stellt bzw. passende Themen ordnet, ohne dass ein faktischer Zusammenhang zwischen den Informationen erkennbar wird. Ausgehend von diesem Bild oder dem Netzwerk wird es mir dann möglich, darüber nachzudenken oder auch nach Verbindungen zu suchen, die sowohl faktisch als auch emotional sein können. Folgendes Beispiel soll dies verdeutlichen:

Eine Patientin berichtet, dass sie seit sechs Jahren an einer inneren Leere und einer Traurigkeit leide. Eine Stunde später traut sie sich zu erwähnen, dass sie und eine Gruppe weltweit verstreuter Freunde eine »past life regression« durchführten. Dabei hätten sie erfahren, dass alle bereits um 1930 bereits in räumlicher Nähe gelebt haben und befreundet waren. Sie sei dann jung an Fieber gestorben, während andere im Alter eines natürlichen Todes starben. Zwischendurch spricht sie über Hobbys und Leidenschaften sowie einen realen Streit mit Freunden. Dann folgt die Schilderung, wie sie sich den Kreislauf von Leben und Tod vorstellt. Weggefährten bleiben in der Vorstellung der Patientin immer Weggefährten in späteren Leben, und wenn einer stirbt, wartet er irgendwo auf die anderen, bis sich letztlich alle wiedertreffen. Die Schilderung der »past life regression« gruppiert sich in mir intuitiv zu den Symptomen der inneren Leere und der Traurigkeit. Eine Zeit lang denke ich über die Verbindung beider Themen nach, bevor ich der Patientin dann rückmelde, dass bei mir ankommt, dass sie traurig und innerlich leer ist, ohne zu wissen, warum. Und dass sie voller Freude und Leidenschaft von dem früheren Leben mit persönlichem Kontakt zu ihren sonst virtuellen Freunden erzählt. Ich sage ihr, dass ich mich frage, ob beide Themen miteinander zusammenhängen und sie eher depressive Symptome hat, weil sie jemanden vermisst, der ihr etwas bedeutet und der noch auf sie wartet. Sie sagt, dass sie glaube, dass sie vielleicht traurig ist, weil sie um jemanden trauert, es aber auf der bewussten Ebene nicht weiß. Dann überlegt sie und führt an, dass das so sein könnte, weil sie bereits ein für sie seltsames Erlebnis mit einem Jungen dieser Gruppe hatte. Sie hatte ihn in den USA besucht, und obwohl sie sich selbst als asexuell bezeichnet und Nähe und Berührungen ablehnt, habe sie mit diesem Jungen stundenlang Händchen gehalten und gekuschelt. Da habe sie auch eine Vertrautheit gespürt, obwohl sie den Jungen nie zuvor gesehen habe. Etwas später im Behandlungsprozess spricht die Patientin darüber, sich als »non-binary« zu fühlen und dass sie dies bisher nicht auslebt. Diese wahre Identität begreife ich im Gespräch als den »Jemand«, um den sie trauert und den sie vermisst. Als sie sich dann später im Therapieprozess entscheidet, einen genderneutralen Namen zu führen und ihrer Familie davon zu erzählen, verschwinden ihre depressiven Symptome und sie wendet sich positiv aggressiv dem Leben zu.

Nach Pinkas-Samets (2016b) Verständnis von Bions (2009) Modell findet Transformation statt, wenn es zu Veränderungen auf drei Ebenen gekommen ist. Die erste Ebene ist eine qualitative Veränderung des gesprochenen Materials des Patienten. Die zweite Ebene umfasst eine Veränderung des Therapeuten, in dem er die Welt neu versteht und damit verändert, wie er fühlt und denkt. Drittens verändert sich auch der Patient durch die Deutungen des Therapeuten, in dem sich z. B. sein psychischer Binnenraum erweitert. Diese Veränderungen können auch in einem Zustand der Reverie erreicht werden, weil auch hier etwas zwischen Therapeut und Patient passiert, was sowohl die Qualität der Kommunikation als auch die Qualität des Erlebens beider Beteiligter verändern kann. Das Beispiel oben zeigt dies. Das Material der Patientin zur »past life regression« reichere ich mit der Idee an, dass sie im Hier und Jetzt eine Sehnsucht hat, die noch unerkannt ist und dass diese Sehnsucht daraus resultieren könnte, dass sie jemanden vermisst, sich selbst in dem Geschlecht, wie sie sich fühlt, nicht in ihrem Geburtsgeschlecht. Die Patientin merkt, dass ich nachfühlen konnte, wie quälend diese Sehnsucht für sie ist und dass ich eine Verbindung zwischen ihrer inneren Leere und dieser Sehnsucht sehe. Als Folge wird es der Patientin möglich, selbst über diese Sehnsucht nachzudenken und sie freundlich als Teil von sich anzunehmen, der nicht mehr bekämpft werden muss, sondern der sie auf etwas hinweist, was sie in sich fühlt, aber bislang versteckt.

5.2 Anwendungsmöglichkeiten für die therapeutische Arbeit mit Reverien

Pinkas-Samet (2016b) macht immer wieder die Beobachtung, dass während eines therapeutisches Prozesses zwei Personen im Raum sind, die eine gemeinsame Erfahrung machen, ohne zu verstehen, wie es dazu kommt und ohne die Erfahrung klar benennen zu können. Ihrer Ansicht nach erfordern diese Momente, sich darauf einzulassen, ohne zu wissen, wohin sie führen oder wie sie den therapeutischen Prozess verändern bzw. beeinflussen werden. Sie beschreibt, dass sich durch diese Erfahrung die Kommunikation zwischen beiden Personen verändert und auch die Worte, Haltung, innere Empfindungen und Gedanken des Patienten. Das Material des Therapeuten verändere sich ebenfalls, derart, dass neue Gedanken auftauchen, die dann für den therapeutischen Prozess genutzt werden können. Pinkas-Samet (2016b) beschreibt drei mögliche Techniken, um mit diesen auftauchenden Reverien zu arbeiten. Sie differenziert bei den Techniken zwischen:

1. einem Prozess der gegenseitigen Einflussnahme, in der der Therapeut dem Patienten verbal und nonverbal mitteilt, was sich in ihm verändert.
2. der Arbeit in einem intersubjektivem Dritten als auftauchende organisierende Intelligenz, die einen Einfluss auf den Therapeuten und den Patienten hat.
3. einer aktiven Intervention, in der sich der Therapeut den Prozessen in Körper und Geist unterwirft und seinen Körper in die verstrickte Seele des Patienten bringt trotz der Angst, mit dem Patienten zu verschmelzen.

Ich möchte im Folgenden für alle drei genannten Techniken Beispiele aufzeigen, die den Gebrauch in den Behandlungsstunden noch weiter verdeutlichen.

Reverien als Prozess der gegenseitigen Einflussnahme

In einer Stunde berichtet eine 15-jährige Patientin, die vor 10 Monaten nach Deutschland zog, von ihrem Heimweh und körperlichen Symptomen. Da die Behandlung in englischer Sprache stattfindet, spielen Reverien hier eine große Rolle, um auf diesem Weg die Sprachbarriere zu umgehen (die meisten Therapeuten sind keine Muttersprachler). Während sie erzählt, driften meine Gedanken ab. Ich sehe Dunkelheit und habe gleichzeitig das Gefühl, dass jeder Schritt, den ich in der Dunkelheit mache, schwer ist und deutlich mehr von meiner Kraft fordert, als ich habe. Trotz allem bewege ich mich weiter in die Dunkelheit hinein. Ich habe das Gefühl, dass mein Körper sich ungewohnt und entstellt anfühlt und ich die Welt um mich herum nur gedämpft wahrnehme. Mich irritiert, dass ich den Eindruck habe, mich vorwärts zu bewegen, obwohl mein Gehirn sagt, dass die Dunkelheit sicher aus meiner Vergangenheit kommt. Als die Patientin ihren Satz beendet, stelle ich ihr zur Verfügung, was ich eben wahrgenommen habe und konfrontiere sie mit meiner Irritation über die Richtung, in der ich mich in der Dunkelheit bewege. Sie erzählt, dass sie die Schwere und die Verwirrung auch kennt, weil sie in der Vergangenheit mit ca. 10 Jahren starke Suizidgedanken hatte, sich ungeliebt fühlte und sich selbst und ihren Körper seitdem hasst. Diese Erklärungen von ihr verändern intuitiv das Bild vor meinem geistigen Auge dahingehend, dass ich merke, dass die Vergangenheit tatsächlich in meinem Rücken liegt und ich offenbar wahrhaftig in die Zukunft blicke, die düster zu sein scheint. Ich kann ihr dann wieder mein Erleben mitteilen zusammen mit der Beobachtung, dass sie möglicherweise starke Angst vor der Zukunft hat, weil sie nicht weiß, was sie in einem fremden Land ohne ausreichende Sprachkenntnisse für Perspektiven hat. Und dass es sich für sie anfühlt, als gehe sie auf ein Nichts zu, was sie ängstigt. Sie sagt anschließend, dass ihr Ideen fehlen, was sie beruflich machen kann, weil sie sich für untalentiert in allem hält, sodass da tatsächlich »Nichts« zu sein scheint.

An diesem Beispiel kann gezeigt werden, dass es in den Behandlungsstunden beim Therapeuten zu Empfindungen und Eindrücken kommt, deren emotionaler Inhalt mit den Patienten geteilt werden kann, um ein weiteres Gespräch anzuregen, ohne bereits zu verstehen, wofür diese Empfindungen und Eindrücke stehen oder gebraucht werden. Die bildhafte Sprache hilft dabei, dass die Patientin sich auf Emotionen fokussieren kann anstatt auf Fakten, wodurch sich neue Informationen zeigen, auf deren Grundlage die gemeinsame Arbeit fortgesetzt werden kann.

Reverien als auftauchende organisierende Intelligenz für die Arbeit in einem intersubjektiven Dritten

Mir fällt eine Behandlungsstunde mit einer volljährigen Patientin ein, die nach einem Suizidversuch bei mir eine ambulante Psychotherapie aufnimmt. In dieser Stunde erzählt sie mir von einem Bild, was bei ihr in der Wohnung hängt. Dieses Bild zeigt einen Wald mit großen, wuchtigen Bäumen. Der zweite Baum wird durch einen Goldklecks betont. Die Patientin erklärt mir, dass dieses Bild ein Unikat sei und von einer Urlaubsbekanntschaft gemalt wurde. Dieser Goldklecks soll Gott darstellen. Die Familie der Patientin ist sehr gläubig und der evangelischen Kirche angehörig. Sie sagt, dass ihr während ihres Suizidversuchs dieser goldene Gott sehr ins Auge gefallen sei. Gott sei ihr nicht erschienen in dem Sinne, dass sie ihn vor sich sehen konnte. Dennoch habe sie seine Anwesenheit gespürt und eine starke Verbindung zu diesem Gemälde und im speziellen zum goldenen Gott gehabt. Sie frage sich nun, was das zu bedeuten habe. Nachdem die Patientin mir das Bild und auch ihren Suizidversuch in vielen Details beschrieben hat, haben wir beide faktisch und emotional ähnliche Informationen. Wir können quasi mit denselben Eindrücken arbeiten. In dieser Stunde gehen wir gemeinsam auf die Suche nach der Verbindung zwischen ihr, ihrem Suizidversuch und dem Bild. Wir sitzen uns gegenüber und es fühlt sich auch für mich so an, als entsteht zwischen uns etwas, was es uns ermöglicht, verschiedene Perspektiven auszuloten und dabei auch Ideen auf ihre Stimmigkeit zu prüfen, die sich im gemeinsamen Erleben zeigen. Mir wird deutlich, dass die Patientin und ich annähernd identische Fantasien bekommen, was die Bedeutung des goldenen Gottes angeht, weil sie das ausspricht, was auch ich in meinem inneren Bild sehe. Die gemeinsam konstruierte Situation führt dann zu weiteren Hypothesen, denen wir im Gespräch weiter nachgehen können. Eine Haupterkenntnis für die Patientin ist, dass Gott sie im Leben gehalten hat, weil es noch irgendetwas gibt, was die Patientin in diesem Leben erleben soll. Die Schuldgefühle, die sie empfindet, dass jemand anders vielleicht sterben musste, weil der Schutzpatron bei ihr war und dadurch andere nicht beschützen konnte, kann ich nachempfinden. Ebenso ihre Zweifel daran, dass ihr Glaube nicht so stark ist, wie er sein müsste, um den Schutz zu verdienen. Wir gemeinsam können Gott auch als Zeichen dafür begreifen, dass das, was die Patientin macht und ist, ausreicht, damit sie im Leben bleiben soll.

Dieses Beispiel zeigt, dass die Patientin und ich uns darauf einlassen, einen Erfahrungsraum zu betreten, in dem alle Gedanken erlaubt und erbeten sind. Es kommt zu einem Zusammenspiel ihrer und meiner Eindrücke, sodass sich ein gemeinsamer Erfahrungshintergrund bietet, von dem aus ein weiteres Erforschen ihres Unbewussten möglich wird. Wären wir beide Musikerinnen, könnte man sagen, dass wir gemeinsam an einem Song schreiben und immer wieder die Komposition und den Text auf Stimmigkeit und emotionale Wahrheit prüfen. Dabei entsteht der Song, während wir ihn schreiben und er ist nicht vorher schon vorhanden und wird nur durch uns modifiziert. Da wir beide daran gleichermaßen beteiligt sind, enthält der fertige Song emotionales Erleben von der Patientin, aber auch von mir, wobei ich sagen würde, dass mein emotionales Erleben sich darauf bezieht, was ich für stimmig und wahr für die Patientin, die mit mir in Kontakt ist, halte und es sich nicht hauptsächlich um meine eigenen Themen handelt.

Reverien als aktive Intervention

Hierbei wartet der Therapeut gemäß Pinkas-Samet (2016b) nicht auf den Moment, in dem er sich den körperlichen und geistigen Prozessen hingibt, sondern initiiert aktiv einen Prozess, in dem er beispielsweise dieselben Körperbewegungen wie der Patient ausführt oder dieselben regressiven Posen einnimmt.

Meiner Meinung nach ist hierunter auch zu verstehen, dass der Therapeut sich auf die Erzählungen des Patienten einlässt und ohne feste Absicht oder den Wunsch des Verstehens beobachtet, welche Reaktionen sein Körper (und nicht nur der Geist) auf das Gesagte zeigt oder wie sich veränderte Körperbewegungen anfühlen.

Eine sechsjährige Patientin setzt sich nach der Begrüßung an den Tisch und stützt den Kopf auf die Ellenbogen. Als ich sie anspreche und darauf hinweise, dass sie lustlos aussieht, antwortet sie nicht. Ich entscheide mich dazu, ihre Bewegungen nachzumachen und setze mich auch mit auf die Ellenbogen gestütztem Kopf an den Tisch mit gesenktem Blick. Ich kann Leere spüren und eine Art Lähmung, die auch verhindert, dass wir heute in Kontakt kommen. Ich spüre auch, dass es schwierig ist, diese Sitzposition wieder zu verlassen und dass ich mir Kontakt wünsche, aber dafür keine Anstrengung unternehmen will. Ich merke auch, wie angenehm es sich anfühlt, den Halt durch die Tischplatte, den Stuhl und den Boden zu spüren, weil ich dadurch merke, dass ich geerdet und lebendig bin. In dem Moment meines Gedankens steht die Patientin auf und legt sich mit ausgestreckten Armen und Beinen auf den Boden. Kontakt zu ihr ist noch immer nicht möglich. Also lege ich mich in derselben Position neben sie und beobachte, was sich in mir regt. Ich kann nun viel mehr Erdung spüren und den Wunsch, mich entspannen zu können und gehalten zu werden. Mir schießt der folgende Gedanke durch den Kopf: »Ich wäre gerne ein Kind und brauche mich um nichts kümmern.« Gleichzeitig spüre ich, dass Liegen ein guter Weg ist, um nicht in Erscheinung zu treten, wodurch ich auch nichts falsch machen oder sagen kann. Ich entscheide mich dann, der Patientin zur Verfügung zu stellen, dass die Liegeposition gemütlich ist und die Möglichkeit bietet, sich entspannen zu können. Und auch, dass es schön ist, einfach nur liegen zu können, während außerhalb der Praxis alle Aufgaben oder Ziele haben. Ich benenne ihr auch, dass ich spüre, dass sie Kontakt möchte, es ihr aber heute zu anstrengend ist. Die Patientin seufzt dann und erzählt, dass ihr Vater beabsichtigt, nach Portugal zu ziehen und dass ihre Eltern streiten und sie nicht weiß, bei wem sie bleiben soll und wen sie dadurch zurücklassen muss. Sie wird immer von beiden Eltern gefragt, die von ihr eine Entscheidung erwarten, wo sie leben möchte. In diesem Moment begreife ich, dass sie überfordert mit der Entscheidung ist und sich wünscht, ein Kind sein zu dürfen, dessen Eltern Entscheidungen treffen. Ich sage ihr, dass ich verstehe, dass sie sich gerne entspannen möchte in dem Wissen, dass ihre Eltern sich um alles kümmern und dass sie vielleicht verunsichert ist, ob sie sich an mich noch gewöhnen sollte, wenn im Raum steht, dass sie bald nach Portugal geht, sodass sie sich zwar Kontakt wünscht, aber auch fürchtet, den Kontakt dann wieder zu verlieren. Sie seufzt und sagt, dass sie eine neue Familie bekommen würde, wenn sie nach Portugal geht. Hier denke ich an den Impuls von innerer Leere, den ich zu Beginn spürte und beschreibe ihr, dass es sich dann für sie so anfühlen könnte, als nimmt man ihr erst alles weg, um es dann durch neue Sachen zu ersetzen, zu denen sie aber keine Verbindung hat. Sie bestätigt dies dann.

In dieser Behandlungsszene wird es mir möglich, über das Nachahmen der Bewegungen der Patientin Gedanken und Impulse darüber zu bekommen, wie sie sich fühlt, obwohl sie sich nicht mitteilt. Alleine das Nachspüren der Bewegungen und Positionen bringt mir Ideen darüber, wie sie sich fühlt, weil jede Bewegung und Position, vermittelt über meinen eigenen Körper, ein Gefühl aufkommen lässt, das ich der Patientin dann zur Verfügung stellen kann.

Bergstein (2013) vertritt die Auffassung, dass es dem Patienten ermöglicht wird, sich selbst kennenzulernen und Kontakt zu Themen herzustellen, die vorher unzugänglich waren, wenn der Patient erfährt, dass der Therapeut als Objekt träumen kann. So können Patienten beispielsweise Gedanken aussprechen, die vorher unangenehm waren, weil sie die Erfahrung machten, dass es erlaubt ist, der Fantasie unzensiert und unbewertet ihren Lauf zu lassen.

Wenn ich auf mein in Kapitel 2 (▶ Kap. 2) beschriebenes Foto (▶ Abb. 2.1) der zwei durch ein Meer getrennten Ufer zurückkomme, so bedeutet dies, dass der Patient in die Lage versetzt wird, darüber zu träumen, was ihn im Meer (und damit in Zwischenräumen) erwartet, wodurch die Zwischenräume die Bedrohung verlieren und vom Patienten erobert werden können. Auf diese Weise verbreitert sich auch sein innerseelischer Raum, weil er immer mehr Kenntnis über sich und seine unbewussten Themen erlangt.

In meiner Vorstellung merkt der Patient, dass er es mit Themen zu tun hat, die bisher nicht zugänglich waren, weil er vom Therapeuten emotional berührt wird. Er kann spüren, dass der Therapeut eine emotionale Erfahrung machte, weil dies an der Art seiner Kommunikation mit dem Patienten erlebbar wird. Ein Beispiel für das Verbreitern des eigenen psychischen Raums auf Grundlage der Reverien des Therapeuten ist folgende Behandlungsszene:

In einer Behandlungsstunde spricht ein jugendlicher Patient über seine Zwänge. Er benennt, dass Duschen für ihn eine Qual ist und dass sich der Weg dahin anfühlt, als gehe er »durch die Hölle«, obwohl er weiß, dass »in 10 Metern alles vorbei« ist. Er beschreibt die Zwänge als etwas, dass ihm »auflauert«. Als ich wiederhole, was er sagt, halte ich kurz inne, weil sich in mir ein Bild von zwei kleinen Figuren zeigt (eine ist blau, die andere rosa), die große Augen und kleine Gliedmaßen haben. Ein personifiziertes Bild der Zwänge. Ich frage meinen Patienten, ob er beim Erzählen ein Bild im Kopf hatte, wie die Zwänge aussehen, weil er kurz gegrinst hat Er bestätigt das und beschreibt mir zwei rechteckige, rote Monster mit kurzen Beinen und langen Armen. Ich merke, dass ich fasziniert bin, dass sich unsere Bilder recht ähneln. Ich frage ihn, ob sich mehr zeigt. Die beiden Figuren würden ihm auflauern und ihn ins Bad verfolgen. Er beschreibt dies so, als sei es eine Szene aus einem Disney-Film. Ich steige irgendwann ein und mache ihn darauf aufmerksam, dass die Zwänge-Figuren viel kleiner sind als er und frage ihn, ob sich ihm auch zeigt, wie er sie loswerden kann. Er beschreibt, dass sie penetrant sind und die einzige Chance ist, dass er ihnen die Tür vor der Nase zuschlägt. Gemeinsam überlegen wir noch, welche Möglichkeiten die Zwänge-Figuren dann noch hätten, zu ihm ins Bad zu kommen. Er imaginiert, dass er sie aus dem offenen Fenster schubst und unter dem Türspalt zurückdrückt, wenn sie reinkommen wollen. Dabei lächelt er. Ich spreche dies an und teile ihm mein Gefühl mit, dass die Zwänge, die für ihn anfangs bedrohlich wie ein Gang durch die Hölle waren, offenbar gerade ihre Bedrohlichkeit für ihn verloren haben und er sie als Figuren eines Disney-Films sieht, über die er Macht hat. Er bestätigt dies. Eine Stunde später fantasiert er darüber, wie er die »Zwangsparty« auflösen kann. Für ihn kommt es nicht infrage, seine Gäste, die Zwänge, näher kennenzulernen. Er möchte gerne gehen und ihnen die Party überlassen. Wir schreiben die disneyhafte Szene weiter. Er kauft ein Flugticket und erklärt den Zwängen, dass er nun weggeht und dass er ihnen noch viel Spaß wünscht. Die Zwänge lassen dies nicht auf sich beruhen und protestieren, dass sie auch bereits die Koffer gepackt haben und mitkommen. Ich frage den Patienten, was er nun tun wird. Er sagt, dass die Zwänge ihn »sowieso nicht alleine lassen«. Daher würden sie wohl mitkommen. Ich bitte ihn, sich vorzustellen, dass er zehn Plätze im Flugzeug reserviert hat für sich und neun der Zwänge und dass die Zwänge ihm nun mitteilen, dass sie wirklich nicht mitkommen werden. Er säße dann alleine im Flugzeug neben neun leeren Plätzen. Der Patient sagt, dass er sich nicht einsam fühlen würde, weil die Zwänge sowieso da wären, auch wenn es so aussieht, als seien sie zu Hause geblieben. Ich spreche aus, dass er sich ohne Zwänge vielleicht einsam fühlt und er sich schon darauf verlässt, dass sie ihn nicht alleine lassen, sodass er die Einsamkeit nicht spürt. Er kann dann benennen, dass er sich oft alleine fühlt.

Intuition spielt meiner Ansicht nach eine große Rolle bei der Entdeckung und Einordnung neuen unbewussten Materials. Das gilt ebenfalls für eine emotionale Überprüfung auf Stimmigkeit und Wahrhaftigkeit der Informationen und Erlebnisse, wie in der obigen Szene deutlich wird. Die Intuition ist eine sensorische Funktion, die emotionale Transformationen, die ein anderer vollzieht, nachspürbar macht, weswegen sie ein guter und schnell verfügbarer Hinweisgeber auf angestoßene Prozesse sein kann und oft mit einer Erkenntnis oder einer Vorahnung einhergeht. Anders als das bewusste Denken ist die Intuition nicht präzise und fokussiert, sondern ungenauer, aber dabei ein Gesamtbild betrachtend. Daher bietet Intuition in den psychotherapeutischen Sitzungen, in denen wenig Zeit zum komplexen Denken ist, oft eine gute Entscheidungsgrundlage. Für Boris (1986) ist Intuition ein Prozess, durch den jemand anderes erkennen kann, was man selbst nicht erkennen kann. Es fühlt sich im Kontakt zu Patienten immer so an, als wären wir beide (gemeinsam und getrennt voneinander) auf der Suche nach »etwas Wahrhaftigem« und dass beide es in dem Moment erkennen, wenn das Wahrhaftige ins Erleben tritt. An dieser Stelle fällt mir auch wieder ein Patient ein, der nach dem Erstgespräch zu seinen Eltern sagte: »Sie ist genau die Richtige«. Damals fragte ich mich und ihn, wofür ich denn die Richtige bin. Das konnte er nicht beantworten, aber es sah so aus, dass er an meinem Blick erkannte, dass ich bereits eine Idee davon hatte, was dem Patienten fehlt, was er braucht und wie ich für ihn hilfreich sein kann. Dieser Kontakt zu Patienten fühlt sich immer an wie ein beidseitiges seelisches Abtasten, um herauszufinden, ob eine innere Verbindung fühlbar ist.

Gemäß Bergstein (2013) charakterisiert den Prozess der Reverie, dass der Therapeut intuitiv etwas in den mentalen Geschehnissen des Patienten wahrnimmt, worüber sich der Patient nicht wirklich bewusst ist. Er beschreibt dies dann in einer Deutung. Das folgende Beispiel verdeutlicht dies:

Ein 18-jähriger Patient, der mich aufgrund von depressiven Symptomen, einem unregelmäßigen Schulbesuch und einem Abtauchen in virtuelle Spielwelten aufsucht, löst bei mir Reverien aus, die mich zurück in meine Schulzeit tragen. Wie in einem Zeitraffer erlebe ich die Schuljahre von meiner Einschulung bis zum Abitur. Ich spüre die Freude und Leidenschaft wieder, die ich in der Grundschule hatte und wie wissbegierig ich alles aufsog, was sich mir an Material bot. Wie lustvoll ich neue Fertigkeiten lernte und stolz war, wenn ich immer mehr von mir auf unterschiedliche Weise in die Welt kommunizieren konnte. Und auch wie ich begann gerne fantasievolle Kurzgeschichten zu erfinden und aufzuschreiben. Ich sehe, wie mein Blick auf Grundschulzeugnisse fällt, in denen eigentlich alles erwähnt wurde, was ich gut kann (Musik, Geschichten schreiben etc.), außer schulisch relevante Dinge. Dann springt meine Aufmerksamkeit in die 8. Klasse, als ich schlechte Noten in Deutsch bekam, weil meine Aufsätze angeblich zu schlecht waren. Ich schließe mit meinem Vater einen Deal, dass dieser den nächsten Aufsatz für mich schreibt, um zu schauen, ob sich meine Note dadurch verändert. Die Enttäuschung, dass auch mein Vater keine bessere Note für mich bekam, wich bald einer Art Resignation, die mich mein ganzes Schulleben hindurch weiter begleiten würde. In der 10. Klasse bewertete ein Deutschlehrer einen meiner

Aufsätze mit einer »5« und schrieb darunter: »Dieser Aufsatz hat Oberstufenniveau. Da du aber erst in der Mittelstufe bist, leider 5.« Offenbar ging dieser Lehrer davon aus, dass ich jemand anderen für mich schreiben ließ, was nicht stimmte. Es hinterließ bei mir Verwirrung über meine eigenen Fähigkeiten, die mal zu gut und mal zu schlecht zu sein schienen. Zum Abitur hin war ich dann so frustriert und resigniert, dass ich meine Englisch-Leistungskurs-Klausur komplett auf Französisch schrieb und mich damit durch das Abitur fallen ließ, weil ich das ganze Schulsystem nicht mehr ernst nehmen konnte und unterstützend fand ich es auch nicht, eher sinnlos. Trotzdem blieben immer Zweifel, ob ich doch zu dumm bin. Während ich meine eigene Schullaufbahn vor mir sehe, spreche ich mit dem Patienten darüber, dass er vielleicht als Kind gerne in die Schule gegangen ist, weil er wissbegierig war und lernen wollte. Und dass ihm diese Leidenschaft genommen wurde, weil er für sich festgestellt hat, dass die Schule ihm nicht das bietet, was er im späteren Leben braucht und was zu seinen Fähigkeiten und Talenten passt. Und dass er sich vielleicht falsch fühlt, weil alle anderen in der Schule gut zurechtkommen, während ihn Perspektiv- und Hoffnungslosigkeit plagen und er denkt, dass er nichts kann und selbst schuld ist, dass er so schlecht ist, weil er oft aus Unwohlsein nicht zur Schule geht. Er schaut mich an und bestätigt, dass er sich immer die Schuld an allem gebe. Jede Unterhaltung, die auch nur zwei Sekunden stockt, glaubt er zerstört zu haben. Er beklagt sich über die Sinnlosigkeit des Schulstoffs. Wozu müsste er eine spanische Gedichtsanalyse oder ein Bild mit »drei Strichen und einer Banane« als große Kunst identifizieren können, wenn er später im IT-Bereich arbeiten will. Wir können anschließend darüber sprechen, dass die Art Fähigkeiten, die er hat, aktuell in der Schulsituation nicht gefordert und gewünscht sind, er sie aber später im Berufsleben sinnvoll und befriedigend einsetzen kann. Wir sprechen auch darüber, dass er sich in virtuelle Welten flüchtet, weil er seine Fähigkeiten hier ausleben kann und dafür Anerkennung bekommt und er sich nicht die ganze Zeit falsch fühlt. Obwohl er sich selbst immer wieder dafür abwertete, dass er sich in Spielwelten flüchtet, weil »die Welt davon nichts hat«, kann er im Verlauf immer mehr sehen, welche Fähigkeiten er besitzt, die ihn dort so erfolgreich machen und die in der realen Welt aktuell nicht gewürdigt werden. In den Stunden danach ist er lebendiger, beklagt sich nicht mehr so oft und entwickelt sogar berufliche Perspektiven für die Zeit nach dem Abitur im nächsten Frühjahr.

Diese Szene ist zugleich ein Beispiel für den Gebrauch der »Sprache des Erschaffens« , die verwendet werden kann, um das Symbol zu finden, das die emotionale Wahrheit der Sitzung ausdrückt (Bion, 2009). Dieses Symbol wird durch ein Träumen der analytischen Sitzung (Bion, 2019) oder »Gegenträumen« (Meltzer, 2005) gefunden. Für Meltzer (2005) ist es im Kontext von Reverien wichtig, dass das Aufmerksamkeitsorgan (Bewusstsein) nach innen gerichtet sein sollte, um ein Traumleben wahrzunehmen und mit der psychischen Realität in Kontakt kommen zu können. Das folgende Beispiel verdeutlicht dies:

In einem Elterngespräch schildert der anwesende Vater mir, dass seine Tochter in der Schule nicht still sitzen kann und schulische Anforderungen vermeiden möchte. Die Hausaufgabensituation ist für alle Beteiligten schwierig, weil seine Tochter sich einen Druck macht, alles perfekt zu machen, sodass sie früher oder später von sich enttäuscht ist und sich dann abwertet. In der Familie gäbe es mit der Tochter keine Schwierigkeiten. Da ich das Mädchen in den Behandlungsstunden als intelligent und selbstsicher erlebe, passt diese Schilderung des Vaters nicht in mein Konzept. Während er mir weitere Details erzählt, bekomme ich großen Hunger, obwohl ich eine Stunde zuvor gefrühstückt habe. Ich stelle mir die leckersten Dinge vor und die buntesten Früchte, die es gibt und merke, dass mein Körper ein großes Verlangen hat, diese Dinge langsam und gemütlich zu essen. Meine Atmung wird bei dem Gedanken ruhiger, weil ich mir vorstelle, wie satt ich mich nach dem Verzehr fühlen werde. Ich bemerke auch ein leichtes Lächeln auf meinen Lippen, weil ich mir vorstelle, mit diesem leckeren Essen den restlichen Tag leicht überstehen zu können, da ich mich satt und leistungsfähig und daher auch glücklich fühle. Als ich den Vater dann ansehe, verschwindet mein Lächeln und das Herz schlägt schneller, weil mir klar wird, dass ich jetzt weder die gewünschte Entspannung bekomme noch meinen Hunger stillen kann. Es fühlt sich in mir an wie eine Unruhe. Als ich darüber nachdenke, was die Worte des Vaters in mir auslösten, komme ich zu der Hypothese, dass meine Patientin vielleicht auch unruhig in der Schule ist, weil sie Hunger nach etwas hat, was sie ausfüllt und sie von innen spüren lässt, dass sie versorgt und satt ist. Als ich dann beim Vater nachfrage, ob es Situationen gibt, in denen die Bedürfnisse meiner Patientin nicht so versorgt werden, wie sie es vielleicht braucht, bestätigt er das. Durch die an Multiple Sklerose erkrankte Mutter müssen beide Kinder ihre Bedürfnisse oft zurückstellen und die Mutter fällt manchmal wochenlang als Versorgungsperson aus. Da die Erkrankung der Mutter genau während der Schwangerschaft mit meiner Patientin festgestellt wurde, kennt sie diese Mangelsituationen im Gegensatz zu ihrer älteren Schwester von Geburt an. Sie wächst von Beginn an mit dem Gefühl auf, weder ihre Mutter noch ihren Vater belasten zu dürfen, zumal auch die Ehe sehr kriselt. Wenn meine Patientin merkt, dass sie alleine an Grenzen stößt und nun Hilfe von ihren Eltern beispielsweise bei Hausaufgaben braucht, ärgert sie sich sehr über sich selbst, weil sie dann glaubt, zur Last zu fallen. Im Laufe der Zeit entwickelt sie einen großen Druck, es nicht dazu kommen zu lassen, dass die Eltern ihretwegen mehr Stress haben, was alle schulischen Themen sehr anstrengend und zu einem großen Kraftakt für sie macht. Die Anspannung entlädt sich im Klassenraum durch den Bewegungsdrang und zu Hause durch die Autoaggressionen, wenn sie alleine mit den Hausaufgaben nicht zurechtkommt.

Nach Bergstein (2013) ist ein Kennzeichen von nicht verdrängten Erfahrungen, dass rätselhafte und beunruhigende Verhaltensweisen und Empfindungen auftauchen, die kein kohärentes Bild ergeben und weder mentalisiert noch darstellbar sind.

Eine vorstellbare Technik, um mit nicht verdrängten Erfahrungen in Kontakt zu kommen, ist, dass der Therapeut unbewusst erfasst, wie sich die Nicht-Repräsentierbarkeit für den Patienten anfühlt, wie dies auch in der Behandlungsszene oben der Fall ist. Die entstehende Leere, die auf einen Bruch hinweist, kann durch Träumen dann in eine Zäsur umgewandelt werden, indem der Therapeut dem Patienten die erlebte psychische Welt spiegelt. Auch bei den eben genannten Patienten stehen nicht-mentalisierte Erfahrungen im Zentrum des Erlebens. Das Ziel der Arbeit ist die Mentalisierung derselbigen.

Den Prozess des Mentalisierens vergleicht Bergstein (2013) mit einem sich entwickelnden Foto im Fotolabor. Das Foto wird erst allmählich sichtbar. Genau wie das Foto entwickelt sich die Mentalisierung der Erfahrungen aus Leere und formloser Unendlichkeit. Die letztgenannte Patientin nahm ich im ersten Kontakt als blasse und undefinierte Masse wahr. Nach der Kurzzeittherapie 1 erlebe ich sie lebendig, farbenvoll und konturiert. Dies könnte dafür sprechen, dass nicht-mentalisierte Erfahrungen mentalisiert und zugänglich wurden, weswegen sie diese in ihr Selbstkonzept integrieren konnte.

5.3 Das intersubjektive analytische Dritte

Im Erstkontakt mit einer Patientin entsteht bei mir eine Reverie, die sich mit dem Pullover, den sie trägt, beschäftigt. Wir spielen »Monopoly – Mogeln und Mauscheln« und mir fällt auf, wie weich und kuschelig ihr Pullover aussieht und dass ein süßer Pandabär mich mit großen Augen ansieht. Die ganze Zeit über habe ich den Impuls, diesen Pullover anfassen zu wollen, um die Weichheit zu spüren, die er ausstrahlt. Einen kurzen Moment drifte ich ab, als ich mir vorstellte, dem Pandabären genau in die Augen zu schauen. Ich spüre, dass dies gleichzeitig gefährlich ist, weil ich in seinen Augen verschwinden könnte und die Augen aber auch so viel Wärme und Geborgenheit ausstrahlen, die in mir eine Sehnsucht danach auslösen, in dem Pandabären zu verschwinden und von ihm beschützt zu werden. Im nächsten Moment fühle ich mich von den Augen beobachtet und dominiert, weil ich mit der Patientin gerade ein Spiel spiele, in dem es auf eine schnelle Auffassungsgabe ankommt und ich mich im Nachteil sehe, weil die Patientin den Pandabären an der Seite hat und vier Augen schneller sehen können als meine beiden Augen. Ich stelle mir vor, mit dieser Patientin Regelspiele zu spielen und chancenlos zu sein, weil ich die Patientin vielleicht zwar so ablenken könnte, dass ich mogeln kann, aber der Pandabär mich sehen und verraten würde. Ich nehme anschließend einen inneren Dialog zu dem Pandabären auf, in dem ich ihm mitteile, dass seine Anwesenheit und ausgestrahlte Dominanz mich daran hindert, die Dinge zu tun, die mir Spaß machen. Ich werfe ihm auch vor, mich erst anzulocken, weil er weich und einladend aussieht, aber dass er eigentlich die Intention hat, meine Entfaltung zu verhindern und das durch seine Niedlichkeit zu tarnen. Mir fällt ein, dass die Patientin von ihren Eltern vorgestellt wurde, weil sie eine »böse« Stimme im Kopf hat und in Gedanken immer das Bild einer hässlichen Frau sieht, die schön wird, wenn sie die Patientin in eine Badewanne schubst, wodurch diese hässlich und abstoßend für andere wird. Ich begreife durch diese Reverie etwas mehr, dass die Patientin sich nach Autonomie sehnt, ohne Zuwendung zu verlieren und dass sie Angst vor Bewertungen hat, was sich auch daran zeigt, dass sie von Stunde zu Stunde mehr »helfende« Tiere auf ihren Kleidungsstücken hat und sogar Stofftiere mitbringt.

Diese Spielszene unterstützt exemplarisch die Aussage von Ogden (1994), der Reverien als einen Aspekt von Übertragung und Gegenübertragung definiert. Er sieht im analytischen Prozess das Zusammenspiel von drei Subjektivitäten: der des Analytikers, des Analysanden und der Intersubjektivität des Analytiker-Analysanden. Diese dritte Subjektivität bezeichnet er als das »intersubjektive analytische Dritte«, das eine gemeinsame Schöpfung des Analytikers und des Analysanden ist, gemeinsam mit dem Therapeuten und dem Patienten als voneinander getrennten Subjekten in einer dynamischen Spannung koexistiert und in der therapeutischen Beziehung ein Eigenleben entwickelt. An der Spielszene sind sowohl die Patientin als auch ich beteiligt und es entsteht eine gemeinsame Szene, die die dritte Subjektivität nach Ogden darstellt.

Obwohl das analytische Dritte gemeinsam geschaffen wird, wird es von Analytiker und Analysand im Kontext ihrer eigenen Persönlichkeitssysteme und persönlichen Geschichten unterschiedlich erlebt. Es ist eine asymmetrische Konstruktion, weil die vergangenen und gegenwärtigen Erfahrungen des Analysanden vom analytischen Paar in den Fokus genommen wird (Ogden, 1994).

Ogden (1994) sieht das intersubjektive analytische Dritte als eine Erfahrung an, die etwas verändert und durch die Reverien des Analytikers repräsentiert wird. Der Therapeut verändert sich seiner Meinung nach dahingehend, dass er daraus und darüber mit dem Patienten sprechen kann, der ebenfalls durch diese Erfahrung verändert wurde (Ogden, 2004a). Im Beispiel oben bedeutete dies, dass ich mit der Patientin darüber sprechen konnte, dass sie mit dem Pandabären Verstärkung in die Spielsituation brachte, um eigene Unsicherheiten zu verstecken. Für Ogden (2004a) beinhaltet die analytische Aufgabe den Versuch, die Spezifität der Erfahrung des Zusammenspiels von individueller Subjektivität und Intersubjektivität so vollständig wie möglich zu beschreiben. Infolgedessen hat er mit der Theorie des »intersubjektiven analytischen Dritten« eine

Theorie entwickelt, mit der Reverien verwendet werden können, um zu erkennen, was in der analytischen Beziehung auf unbewusster Ebene geschieht. Zudem lässt sich so aus der Erfahrung von Übertragung und Gegenübertragung interpretieren, was emotional wahr für die Patienten ist (Ogden, 2004b). Dies soll den Patienten helfen, ihre Erfahrungen und sich selbst besser träumen zu können (Ogden, 2019). Das »analytische Dritte« löst sich wieder auf, nachdem dieses intersubjektiv erzeugte »Subjekt« neuen Raum für die verwandelte, aber je individuelle Subjektivität von Analytiker und Analysand geschaffen hat (Ogden, 2010)

Ogden (1994) demonstriert die Verwendung von Reverien in einer Sitzung mit einem Patienten namens Mr. L. In einer Sitzung fällt Ogdens Blick auf einen Brief von einem italienischen Kollegen, der schon länger dort lag, aber erst in diesem Moment Bedeutung erlangt. Er bemerkt zum ersten Mal, dass der Umschlag maschinell gefertigte Markierungen und nicht abgestempelte Briefmarken aufweist, was darauf hinweisen könnte, dass der Brief Teil eines Serienbriefes ist. Es überrascht und enttäuscht ihn, dass er auf diese unpersönliche Art nach Rat über eine heikle Angelegenheit gefragt wurde. Dass er sich vorher nie näher mit dem Briefumschlag befasste, nimmt er als Hinweis darauf, dass ein neues Thema (das analytische Dritte) zwischen ihm und seinem Patienten auftauchte. Ogden analysiert seine Reverien in Bezug auf einen Zusammenhang zu dem, was gerade zwischen ihm und seinem Patienten vor sich geht. Er kommt zu der Annahme, dass seine Enttäuschung über diese scheinbar unpersönliche Kommunikation die Erfahrung seines Patienten mit dem Leben und auch mit Ogden selbst als seinem Therapeuten widerspiegelt. Als Ogden mit seinem Patienten über diese Erfahrung spricht und erwähnt, dass dieser sich vielleicht in den Therapiestunden erstickt fühle und es sich für ihn angefühlt haben müsse, als ersticke er in einem Vakuum, obwohl dort hätte Luft sein sollen, ergänzt dieser, dass er befürchte, nachts zu ersticken oder erstickt zu werden. Während er darüber spricht, wird spürbar, dass seine Stimme in diesem Moment kraftvoller wird. In der Nacht darauf hatte Mr. L einen Traum, in dem er drohte zu ertrinken, aber dann merkte, dass er atmen kann. Dies ermöglichte ihm, eine tiefe Traurigkeit zu spüren und ohne Angst vor dem Ersticken zu sprechen.

Der Therapeut kann sich in den Behandlungsstunden mit dem Patienten verbunden fühlen und gleichzeitig wahrnehmen, dass er ähnliche

Gefühle kennt und sich aber auch »anders« fühlt als der Patient. So »wickeln ihn die Gefühle des Patienten nicht ein«, während er sich das Geschehen ansehen und hineinfühlen kann. Grotstein (2007) unterstützt dies, indem er sagt, dass die totale Identifikation (Der Therapeut verhält sich entsprechend den Übertragungen des Patienten) mit dem Patienten der Gegenübertragung entspricht und die partielle Identifikation Teil der Reverie ist. Diese Erfahrung kann ich auch machen, wenn ich mich besonders zu Beginn von Behandlungen in die Dynamiken der Patienten verstricken lasse und darüber nachdenke, was in der Beziehung gerade passiert. Die Möglichkeit zu haben, sich von projektiven Identifikationen zu distanzieren, eröffnet meiner Ansicht nach Raum, um Reverien zu entwickeln, weil eine innere Flexibilität gegeben ist und das Denken und Handeln nicht von projektiven Identifikationen vorgegeben wird.

Civitarese (2008) geht davon aus, dass das Undenkbare denkbar werden kann, wenn der Therapeut im Prozess seinen eigenen seelischen Raum zur Verfügung stellen kann. So wird es möglich, dass sich die träumerischen Räume von Patient und Analytiker vereinen können. Dies zeigt sich auch in folgender Szene:

In einer Szene, die sich nach über 70 Stunden Einzelbehandlung ereignet, liegt der Patient in der Hängematte und ich sitze auf Polstern in etwas Entfernung. Der Patient ist an diesem Tag schlecht gelaunt und verweigert mehrfach ein Gespräch. Er sagt dann, dass er heute »faul« sei und dass er sich gerade vorstelle, wir seien in einer Spielwelt und ich verfolgte ihn. Er sagt, dass er vor mir wegrenne. Ich steige ein und sage, dass ich ihn vor mir sehe und gleich eingeholt habe. Der Patient grinst und sagt, dass er Flügel habe und daher in die Luft aufsteige und mir entkomme. Ich merke an, dass ich in ein Flugzeug steige und ihn dann aus dessen Fenster sehen kann. Er grinst und betont, dass ich ihn nicht erreichen kann. Ich weise ihn auf meine Superkräfte hin und dass ich meine Hand aus dem Fenster halten kann, um ihn zu fangen. Er betont, ebenfalls Superkräfte zu haben und sich aus meiner zugedrückten Hand befreien zu können. Er laufe nun wieder auf der Straße und ich sei im Flugzeug. Ich sage ihm, dass ich fliegen kann und daher aus dem Flugzeug ausstieg und gerade wieder auf ihn zu segele. Er meint, dass er gerade von Dach zu Dach springe und ich aber auf einer Wiese lande. Ich mache das also und erinnere ihn an meine langen Arme, die ihn fangen können. Er meint, dass er Zau-

bertrank trinkt und nun ganz schnell laufen kann. Auf diese Weise spielen wir minutenlang imaginär Fangen. Ich habe am Ende dieser Szene verstanden, dass er große Autonomiewünsche hat, während er seine Mutter als sehr verfolgend und grenzüberschreitend erlebt. Ohne unser gemeinsames verbales Spiel hätte ich nicht verstanden, dass mein Patient keinen Ort für sich hat, an dem er nicht gefunden wird und dass seine Eltern übermächtig wirken.

Winnicott (1964) weist darauf hin, dass im analytischen Prozess weder der Therapeut noch der Patient für sich beanspruchen, der alleinige Autor der Träume/Reverien zu sein. Wenn sich einer von beiden im Kontext von projektiven Identifikationen den Träumen/Reverien des anderen unterwirft, ist es für beide nicht mehr möglich, darüber nachzudenken, was unbewusst zwischen ihnen auftaucht. Dies nennt Ogden (2004c) das sich unterwerfende Dritte (»subjugating third«). Erfolgreiche analytische Arbeit beinhaltet für ihn die Ersetzung des sich unterwerfenden Dritten durch gegenseitige Anerkennung von Therapeut und Patient als getrennte Subjekte und eine erneute Aneignung ihrer (transformierten) individuellen Subjektivitäten.

Ogden (2004c) betont, dass es die Aufgabe des Therapeuten als separates Subjekt ist, sich über die Erfahrungen in und außerhalb des analytischen Dritten bewusst zu werden und sich verbal selbst zu symbolisieren. Das Fallbeispiel oben illustriert, dass es im Prozess des »imaginären Fangenspielens« meine Aufgabe war, ihm in seinem Traum ein angemessenes Gegenüber zu sein, das ihm träumerische Freiheit lässt und aber auch weitere Impulse einbringt, damit wir uns nicht beide seinen Träumen unterwerfen und damit einen Erfahrungsgewinn verhindern. Dabei nehme ich sowohl die Realität (Die Geschehnisse im Raum, wo wir uns aufhalten) wahr als auch was im analytischen Dritten (Die Geschehnisse im Traum-Raum) zwischen uns passiert, was ich dann dem Patienten verbal übersetzen kann.

Searles (1975) unterstützt die Ideen von Ogden (2004c), indem er sagt, dass der Therapeut als Folge seiner Erfahrung mit dem Patienten auch in der Lage zu einer wachsenden Emotionalität sein muss, sodass er im Verlauf der Behandlung immer besser in der Lage sein wird, der Therapeut zu sein, wie der Patient ihn braucht. Diesen Punkt erachte ich für wichtig, damit der Patient im Therapeuten genügend Raum findet, um eine Vorstellung von sich entwickeln zu können. Die Arbeit im intersubjektiven analytischen Dritten zeigt, dass dadurch die Möglichkeit erschaffen wird, den Patienten mit seinen unbewussten Themen kennenzulernen.

Mitchell und Kierdorf (2005) weisen darauf hin, dass Bedeutung von den beiden Beteiligten gemeinsam geschaffen und zwischen ihnen ausgehandelt wird. In diesem intersubjektiven Feld zwischen Patient und Therapeut erwächst »psychoanalytisches Verständnis aus der wechselseitigen Teilnahme – vor allem emotionaler Art« (Orange & Ross, 2004, S. 15).

Die Subjektivität des Therapeuten kann meiner Ansicht nach unbewusste Themen des Patienten lebendig und dadurch auch erfahrbar werden lassen. Verstrickungen des Patienten können aufgeklärt werden, in dem sich der Therapeut selbst verstricken lässt und dies aber reflektiert. Es wird auch deutlich, dass es sich um keine kognitive Leistung handelt, sondern um einen emotionalen Prozess, für den die Fähigkeit zum Symbolisieren aufseiten des Patienten noch nicht vorliegen muss, was Reverien besonders in der Behandlung strukturell gestörter Kinder und Jugendlicher gut nutzbar macht.

Die positive Beziehungserfahrung, die in der Intersubjektivität stattfindet, differenziert Benjamin (2006) weiter aus. Sie unterscheidet das Dritte in der Gemeinschaft (»third in the one«) von der Gemeinschaft im Dritten (»one in the third«). Das geteilte Dritte wird durch Affektresonanz als Gemeinschaftsleistung erlebt, erfunden und entdeckt.

Die erfahrene Intersubjektivität eröffnet nach Green (2016) der Innenwelt hypothetische Entwicklungsmöglichkeiten, die von den Resonanzwirkungen ausgehen, die von der Innenwelt eines anderen Subjekts induziert sind. Am Beispiel des »imaginären Fangens« ist dies auch erkennbar. Wenn ich neue Impulse in die gemeinsame Arbeit im analytischen Dritten bringe, reagiert der Patient darauf entweder annehmend oder ablehnend verbunden mit der Möglichkeit der Integration der Informationen in sein Selbstbild. In der folgenden Szene ist dies auch erlebbar.

Eine Patientin berichtet mir gleich beim ersten Kennenlernen, dass sie sicher ist, sie sei eine »multiple Persönlichkeit«. Sie beschreibt theatralisch einen Missbrauch, den sie im Alter von zwei Jahren erlitten habe, und malt mir dramatisch ihre verschiedenen Persönlichkeiten auf. Es ist zu merken, dass sie sich gut in das Thema eingelesen hat. Im Kontakt zu ihr merke ich, dass sich in mir ein Szenario gestaltet, dass verschiedene Personen die Aussagen der Patientin kommentieren. Wenn sie davon redet, dass ihr Ex-Freund Narzisst war, dann meldet sich eine Hexe in mir zu Wort, die böse und abwertend sagt, dass die Patientin Narzisstin ist. Wenn sie von Phasen berichtet, in denen sie nicht isst, meldet sich in mir ein Riese, der flüstert, dass sie lügt. Wenn sie von einem kleinen Mädchen in sich berichtet, dass böse ist und daher klein gehalten werden muss, sehe ich das Bild eines Teufels in mir, der mich darauf hinweist, dass die Patientin böse ist und weggesperrt werden sollte. Alle Figuren verschmelzen zu einem Stimmenchaos in mir, sodass für mich nicht mehr nachvollziehbar ist, wer eigentlich wer ist – und, noch entscheidender – wer ich eigentlich bin. Ich sage ihr, dass ich mich frage, ob sie die Diagnosen, die sie alle im Laufe ihres Lebens bekommen habe, brauche, um zu wissen, was für ein Mensch sie ist, weil sie sonst keine Idee von sich selbst hat. Sie schildert, dass die Diagnosen ihr Sicherheit geben und dass sie sich nicht vorstellen könnte, dass sie nicht mehr da sind. Es entwickelt sich ein Gespräch über ihre innere Leere, die sie mit Diagnosen und der Idee, missbraucht worden zu sein (es gibt dafür real keine Anhaltspunkte), sowie einer dramatischen Erzählung ihrer Drogenvergangenheit füllt. Sie schafft es sogar, von ihrer Sehnsucht nach Liebe zu sprechen, obwohl sie Gefühlen sonst keinen Raum gibt. Über ihre Sehnsucht nach Liebe hinaus kann sie benennen, dass sie bestimmte Beziehungserfahrungen immer wiederholt, was sie belastet und daran hindert, sich selbst zu entfalten. Ein vorher vermeintlich festgefahrenes Thema mit einer für die Patientin feststehenden Diagnose konnte sich in eine andere Richtung entwickeln, weil wir beide uns den Raum gaben, uns in ihrem seelischen Erleben frei zu bewegen und umzusehen, statt alle Äußerungen direkt in eine Diagnose umzuwandeln.

Intersubjektivität kann der Beziehung über das hinaus, was sie für jeden Einzelnen bedeutet, zusätzlichen Sinn verleihen. Zum Beispiel kann es vorkommen, dass im gemeinsamen Gespräch Einsichten gewonnen werden, von denen man hinterher nicht mehr weiß, wer sie ausgesprochen hat. Dies wäre ein zusätzlicher Sinn und macht zugleich nach Meinung von Green (2016) nach den Unterschied von Interaktion und Begegnung deutlich. In eine Begegnung ist das jeweilige Sein beider Beteiligter involviert. Nach meinem Verständnis würde dies bedeuten, dass eine wichtige Voraussetzung für eine Begegnung ist, dass sich beide darauf einlassen können.

Wie bereits erwähnt, ist es dem Patienten nach Auffassung von Bergstein (2013) möglich, sich selbst kennenzulernen und Kontakt zu Themen herzustellen, die vorher unzugänglich waren, wenn der Patient erfährt, dass der Therapeut als Objekt träumen kann.

Aus diesem Grund möchte ich im Folgenden die Überlegungen von Ogden (2004b) zum Träumen unbewusster Träume des Patienten und zur Technik des »Träumerischen Sprechens« (»talking as dreaming«, Ogden, 2007) vorstellen.

5.4 Träumen unbewusster Träume des Patienten

Nach Ogden (2004b) sucht der Patient Hilfe dabei, seine »nächtlichen Ängste« (ungeträumte und nicht träumbare Träume) und seine »Albträume« (Träume, die unterbrochen werden, wenn der mit dem emotionalen Erleben verbundene Schmerz die Fähigkeit zu Träumen überfordert) zu träumen. Nicht träumbare Träume werden z. B. als psychotische oder psychisch unzugängliche Aspekte der Persönlichkeit verstanden.

Die Aufgabe des Therapeuten besteht nach Ogden (2004b) darin, Bedingungen zu schaffen, die es dem Patienten (mit Beteiligung des Therapeuten) ermöglichen, die zuvor nicht träumbaren und die unterbrochenen Träume zu träumen. Dies realisiert sich seiner Ansicht nach unter anderem in Reverie-Erleben. Ein Beispiel dafür findet sich in folgender Spielszene, in der sich mir die psychisch unzugänglichen Aspekte von Ohnmachtserfahrungen, Abhängigkeit und Ablehnung der Patientin zeigten:

Eine 16-jährige Patientin spielt mit mir ein Rollenspiel. Ich soll einen Piraten spielen, der krank wird und mich auf den Boden legen. Ich bekomme den Impuls, dass die Patientin Krankheit als angenehm empfindet, merke aber, dass dieser Gedanke in mir keine Resonanz auslöst, sodass er erst einmal keine weitere Bedeutung bekommt. Sie als Ärztin untersucht mich gründlich und stellt fest, dass ich zwar krank bin, sie aber keine Idee hat, was mir fehlt. Sie nimmt sich Blut ab und spritzt es mir. Es sei Gift und daher unklar, ob ich überleben werde. Für mich fühlt es sich so an, als wäre ich ein hilfloses Kind vor einer Operation, das ein Narkosemittel verabreicht bekommt, das aus Körperstoffen meiner Mutter besteht. Obwohl es mich beruhigen soll, dass meine Mutter mir etwas von sich mitgibt in meinem Schlaf, fühle ich Verzweiflung, ob das Serum meiner Mutter mich tötet. Ich bin mir plötzlich nicht mehr sicher, ob die umsorgenden Handlungen meiner Mutter wahrhaftig gemeint sind oder ob sie zu verstecken versucht, dass sie mich eigentlich ablehnt, weil ich krank bin und mich loszuwerden versucht. Ich benenne der Patientin gegenüber, dass ich ein schlechtes Gewissen habe, weil ich glaube, das Serum, was meine Mutter mir in verbindender Absicht zukommen lässt, sich für mich bedrohlich anfühlt und ich es am liebsten ablehnen möchte. Einige Zeit später habe ich ein reales Elterngespräch mit der Mutter der Patientin. Sie spricht hier über Ohnmachtserfahrungen, die ihre Tochter nach der Geburt machte, weil immer mehr Erkrankungen entdeckt wurden und dass sie aufgrund von Schuldgefühlen alles für ihre Tochter tut. Mir wird vor dem Hintergrund der Reverien und ihrer Aussagen klar, dass sie ihre Tochter in der Abhängigkeit hält und eine Abnabelung verhindert. Was auch im Elterngespräch nie Thema wird, sind mögliche Ablehnungsgefühle der Mutter gegenüber ihrer Tochter aufgrund deren halbseitiger Gesichtslähmung.

Durch das Träumen der ungeträumten und unterbrochenen Träume des Patienten lernt der Therapeut den Patienten gemäß Ogden (2004b) in genügender Tiefe kennen. Diese Tiefe ermöglicht es ihm, etwas zu dem Patienten über Dinge zu sagen, die im bewussten und unbewussten emotionalem Erleben wahr sind. Die oben geschilderte Szene zeigt dies noch einmal unterstützend. Durch die bisherige Arbeit mit der Patientin merke ich, dass mein erster Impuls, dass die Patientin krank sein als angenehm empfindet, in mir keine Resonanz auslöst, weswegen ich ihn vorerst nicht als emotional wahr einschätze und weiter empfänglich für emotional wahres Material bleibe, was sich dann auch zeigt.

Träumen ist für Ogden (2004b) ein fortlaufender Prozess, der im Schlaf und im unbewussten Wachleben auftritt. Wenn eine Person nicht in der

Lage ist, rohe Sinneseindrücke in unbewusste, verbindungsfähige Erfahrungselemente umzuwandeln, kann die Person auch keine unbewussten Traumgedanken erschaffen und demzufolge auch nicht träumen.

Nach Ogden (2004b) sind Albträume »schlechte Träume« und nächtliche Ängste sind »Träume, die keine Träume sind«. Nächtliche Ängste basieren auf rohen Sinneseindrücken, die mit emotionalem Erleben verwandt sind (»Beta-Elemente«). Sie können nicht in den Prozess des Träumens, Denkens oder die Informationsspeicherung eingebunden werden.

Albträume findet man nach Ogden (2004b), wenn an einem Punkt, an dem die Fähigkeit des Menschen, Traumgedanken zu generieren und zu träumen, überfordert ist, durch störende Effekte der emotionalen Erfahrungen, die geträumt werden, das Träumen unterbrochen ist. Der Patient, der aus einem Albtraum erwacht, hat sein Limit, für sich alleine zu träumen, erreicht. Dies zeigt sich auch in folgender Behandlungsszene:

Eine Patientin, die aufgrund von Panikattacken vorstellig wird, berichtet mir, dass sie in letzter Zeit schlecht träumt. In ihren Träumen sieht sie einen Riesen durch ihre Stadt trampeln und Menschen panisch verschwinden. Auch sie läuft panisch durch die Straßen, weil sie die Gefahr hören, aber nicht sehen kann. Sie träumt auch immer wieder, dass sie ein kleines Mädchen ist, das mit ihrem Vater einkaufen geht. Unbekannte entführen sie, was niemand mitbekommt. Schreien kann sie auch nicht. Darüber hinaus hat sie tagsüber immer Angst vor Verfolgung und dass sich eine schwarze Hand oder ein schwarzer Fuß in die Haustür drängen, wenn sie diese von innen schließen will. Wenn sie alleine ist, schließt sie immer alle Jalousien und hat auch hier Sorge, dass im letzten Moment eine schwarze Hand das Schließen verhindert. Manchmal hat sie auch Angst davor, dass schwarze Geister in ihrem Zimmer sind oder dass sie in ein Gesicht starrt, wenn sie aus dem Fenster schaut. Sie verbalisiert, dass ihr diese Träume und Fantasien Angst machen und dass ihr wohler wäre, wenn sie wüsste, was sie bedeuten können. Da sich adoleszenzbedingt bei der Patientin gerade vieles verändert, biete ich ihr als ein Verständnis der Situation an, dass diese Veränderungen ihr Angst machen, weil sie so plötzlich kommen und nicht kontrollierbar sind. Als weitere Deutung stelle ich ihr zur Verfügung, dass sie sehr kontrollierende Eltern hat, die ihr auch mit 16 Jahren noch nicht erlauben, bei anderen im Auto mit-

zufahren und dass sie seit einiger Zeit entschieden hat, es doch heimlich zu machen, was sich für sie gut anfühlt. Ich stelle ihr auch zur Verfügung, dass sie früher Mobbingerfahrungen hatte und immer damit rechnen musste, dass wieder auf dem Nichts Fotos oder ähnliche Dinge von ihr auftauchen. Und auch, dass mich das an die Geister erinnert, vor denen sie Angst hat und die früher Macht über sie hatten. Heute sei sie viel selbstbewusster und könnte den Geistern sagen … An dieser Stelle unterbricht sie mich und ergänzt: »Dass sie keine Macht mehr über mich haben, weil ich stärker bin als sie«. Ich nicke ihr anerkennend zu und sie strahlt mich an. Die Panikattacken kamen danach nur noch abgeschwächt vor und die Patientin konnte sie kontrollieren.

Nach Ogden (2004b) ist die Fähigkeit zur Reverie ein notwendiges Handwerkszeug des Therapeuten. Das bedeutet konkret die Fähigkeit, eine lange Zeit in einem Zustand der Empfänglichkeit für die ungeträumten und unterbrochenen Träume, wie sie im Übertragungs-Gegenübertragungs-Geschehen lebendig werden, auszuharren.

Die Reverie des Therapeuten ist seiner Meinung nach zentral für den analytischen Prozess, weil der Therapeut durch sie am Träumen der Träume des Patienten, die er alleine nicht träumen kann, teilnehmen kann. Auf diese Weise kann ein tiefes emotionales Verstehen erreicht werden, auf dessen Grundlage weiteres bewusstes oder unbewusstes Material noch einmal besser danach gefiltert werden kann, was emotional wahr für die Patienten ist. Die folgende Szene verdeutlicht, dass sich der innere Zustand der Patientin im Außen abbildet, wodurch er mir erfahrbar und nachspürbar wird.

In einem Erstgespräch lerne ich eine 19-jährige Patientin (Lou) kennen. Beim Versuch, am Anfang der Stunde ihre Versichertenkarte einzulesen, entfaltet sich ihre Problematik sehr lebendig vor mir, als ihre Versichertenkarte meinem System Probleme bereitet. Zuerst wird mir die Karte beim ersten und zweiten Versuch als fehlerhaft und defekt gemeldet und beim dritten Versuch meldet mein Kartenlesegerät plötzlich einen Fehler. Durch den Neustart des Systems ließ sich dieser nicht bereinigen. Es wirkte auf mich, als hatte ihre Versichertenkarte die Kapazität meines Telematik-Systems gesprengt und außer Gefecht gesetzt. Auch das Trennen des Kartenlesegeräts vom Strom führte überraschenderweise und unerwarteterweise nicht dazu, dass es sich neu startete. Ich wartete einige Minuten vergeblich darauf, mein Gerät durch Eingabe des Passwortes wieder funktionstüchtig zu machen. Als ich mich gerade abwende und der Patientin sage, dass wir jetzt in Ruhe das Gespräch führen und das Einlesen der Karte am Ende der Stunde noch einmal probieren, gibt das Kartenlesegerät plötzlich laute Geräusche von sich, die ein ruhiges Gespräch nicht zulassen. Ich gebe, wie gefordert, mein Passwort ein, um es zu entsperren. Das System meldet mir jedoch, dass mein Passwort falsch ist. Da mit den Geräuschen vom Kartenlesegerät kein Gespräch möglich wäre, muss ich erst die Passwortliste suchen und abgleichen, um festzustellen, dass ich eigentlich das richtige Passwort verwendet habe. Nach nochmaligem Eingeben funktioniert mein System plötzlich wieder und ich kann die Karte doch noch einlesen, was ich auch mit einem Kommentar darüber, dass ich die Chance jetzt nutzen und nicht verstreichen lassen werde (weil ich misstrauisch bin, ob es später noch funktioniert) tue. Als ich dann mit zehn Minuten Verspätung das Gespräch beginne, trage ich ein Gefühl in mir, dass ich den Vorstellungsgrund der Patientin bereits verstanden habe. Tatsächlich erklärt sie im Gespräch auch, dass sie das Gefühl hat, alles kaputtzumachen und ihre Mitmenschen in schwierige Situationen zu bringen. Sie sagt weiter, dass bei ihr nichts so funktioniert, wie es soll und dass sie selbst das Gefühl hat, alles passt nicht zusammen. Sie sei sehr misstrauisch gegenüber der Welt und anderen Menschen, weil sie deren Reaktionen nicht einschätzen kann. Sie zweifele dann immer sehr an sich. So wie ich die Technik zu dem Zeitpunkt verwirrend fand, findet sie Menschen verwirrend. Sie sagt, dass sie »funktioniert«, aber auch nur, weil sie bereits sechs Jahre eine Verhaltenstherapie erhalte, bei der sie »Skills« lernte, die sie funktionierten lassen. Ich muss wieder an meine Technik denken, die auch nur weiter funktioniert, weil ich sie, ähnlich wie die Verhaltenstherapeutin meine Patientin, bediene und mit den notwendigen Dingen versorge. Als ich der Patientin sage, dass mich ihre Situation an die eben erlebte Situation mit der Versichertenkarte erinnert und wir noch einmal darüber sprechen, wie unmöglich es ist, ein normales Gespräch (Leben) zu führen, wenn die Grundlage, also die Technik (die Psyche) nicht so funktioniert, wie es notwendig ist, ohne zu wissen, was genau da Schwierigkeiten macht oder woher die Probleme kommen, kann ich an ihrem Blick sehen, dass sie sich verstanden fühlt.

Ogden (2004b) ist der Auffassung, dass der Analytiker für jeden Patienten in jeder Sitzung neu lernen muss, wie man ein Therapeut ist, was bedeutet, dass jeder Patient unterschiedliche Bedürfnisse und Themen hat, auf die der Therapeut individuell auf den Patienten zugeschnitten reagieren sollte, um einen Heilungsprozess anzustoßen. Dies gehe so weit, dass Patienten, die dem Therapeuten in einem Gespräch mit anderen Patienten zuhören würden, merken würden, dass diese Unterhaltung nicht für sie bestimmt ist, sondern für den anderen Patienten.

Ähnlich wie Bion (2013a) darlegte, dass die Offenheit der Mutter, projektive Identifikationen von einem Säugling zu erhalten, dessen unerträgliche Frustrationen containen kann, sodass sie erträglich werden, nimmt Ogden (2004b) an, dass die Offenheit des Therapeuten, die ungeträumten Träume und unterbrochenen Schreie eines Klienten durch seine Reverien zu träumen, die unerträglichen Frustrationen des Patienten containen kann, sodass sie erträglich werden.

Ogden (2004b) sagt weiter, dass die Art der emotionalen Erfahrung, die in der Arbeit mit einem Patienten generiert wird, nicht vorhersagbar ist. Das Ziel des Therapeuten ist bei fast allen Patienten die Erschaffung von Bedingungen, bei denen der Patient (mit Unterstützung des Therapeuten) befähigt wird, seine ungeträumten und unterbrochenen Träume zu träumen. Während es zunächst so aussieht, als würde der Therapeut zu Beginn vom Patienten benutzt, die ungeträumten Träume stellvertretend zu träumen, sind die Träume des Therapeuten (seine Reverien) weder seine Träume noch die des Patienten, sondern die Träume des unbewussten dritten Subjekts, das beides ist und nicht nur Patient oder Analytiker.

Ogden (2004b) erwähnt, dass die analytische Situation für gewöhnlich den Gebrauch der Couch, regelmäßige Sitzungen zu einer festen Uhrzeit, Bevorzugung emotionalen Ausdrucks in Form von Wörtern (im Gegensatz zu Handlung) und eine Bewegung zwischen großen, unstrukturierten, freien assoziativen Zuständen (»states of mind«) und fokussiertere, sequenzielle Sekundarprozesse des Denkens beinhaltet. Er führt weiter aus, dass es alleine durch die Teilnahme am Träumen der ungeträumten und unterbrochenen Träume des Patienten nicht automatisch dazu kommt, dass der Therapeut den Patienten versteht. Er und der Patient leben zusammen die früher unträumbaren oder noch zu träumenden emotionalen Erfahrungen in der Übertragung-Gegenübertragung. In dieser Erfahrung ist der Patient nach Ogden (2004b) im Prozess des Werdens und der Therapeut lernt die Person kennen, die der Patient wird. Der Therapeut sollte dabei Veränderungen im Patienten bemerken.

Bion (1967) sagt, dass Therapeuten versuchen, jeden Patienten in jeder neuen Sitzung so zu treffen, als sei es das erste Mal. Dass der Therapeut verbreitern kann, was er schon »weiß«, erfordert, dass er aus seiner Erfahrung bereits gelernt hat. Die folgende Szene verdeutlicht, dass es manchmal Jahre dauert, bis ein Thema soweit verstanden und durchgearbeitet ist, dass es in der Therapie gelöst werden kann. Um zu erreichen, dass der im Folgenden dargestellte Patient ein eigenes Zimmer bekommt, dauerte es 180 Therapiestunden, verteilt auf 3 Jahre. Es war sowohl im Kontakt zum Patienten als auch zu seiner Mutter notwendig, emotional und kognitiv erhaltene Informationen so lange im mir zu halten und durch weiteres Material anzureichern, bis ich das Ausmaß des Themas gut verstanden hatte und in der Behandlung nutzen konnte.

Nach einer mehrjährigen Behandlungsphase, in der es meine Aufgabe war, meinen 13-jährigen Patienten sukzessive an seine Autonomiewünsche heranzuführen und ihm die übergriffige Beziehung zu seiner Mutter bewusst zu machen, kommt es irgendwann zu einem Elterngespräch, in dem die Mutter mir berichtet, dass ihr Sohn ihr von einem Traum erzählt habe, in dem die Mutter ihn aufgefordert hat, mit ihr zu schlafen und in sie einzudringen. Er habe seiner Mutter daraufhin morgens gesagt, dass er sich von ihr missbraucht fühle. An dieser Stelle wird deutlich, dass es meinem Patienten gelingt, über sich zu träumen und wahrzunehmen, wie verstrickt die Beziehung zwischen ihm und der Mutter ist. Auch im Kontakt mit der Mutter ist es möglich, über die Beziehung zwischen ihr und ihrem Sohn zu träumen. So merkt sie dann auch, dass es nicht mehr förderlich für ihn ist, wenn beide sich ein Zimmer teilen, weil er sich vom Jungen zum Teenager entwickelt hat.

Ogden (2004b) führt weiter aus, dass etwas im Kern der Behandlung fehlt und die analytische Beziehung zu unpersönlich geworden ist, wenn der Patient nicht das Gefühl hat, seinen Therapeuten kennenzulernen.

Dass die Patienten mich im Behandlungsprozess auch auf eine Art und Weise kennenlernen, obwohl ich keine privaten Informationen mit ihnen teilte, zeigte sich beispielsweise an Abschiedsgeschenken, die die Patienten mir am Ende der Behandlung machten. Diese Abschiedsgeschenke waren sehr individuell und reichten von passenden Worten bis zu Lebensmitteln, die ich gerne mag. Dabei fand ich es immer faszinierend, dass die Patienten recht treffsicher ein Geschenk auswählten, das tatsächlich zu mir passte. Gleichzeitig lernen die Patienten auch, eine Einschätzung darüber zu bekommen, was ich ihnen zu bestimmten Themen sagen würde, sodass sie hier gleich für sich selbst Lösungen finden können, ohne mich dafür zu nutzen.

Wenn der Patient seinem Therapeuten sagt, dass er den Therapeuten nicht »wirklich« kennenlernen kann, meint dies, dass er fühlt, dass der Therapeut nicht in der Lage ist, am Prozess des Kennenlernens des Patienten teilzunehmen (Ogden, 2004b). Auch hier begegnen mir in meiner Praxis immer wieder Aussagen von Patienten, die beispielsweise bereits vorher bei anderen Therapeuten eine Therapie begonnen hatten. Sie brachen die Therapie meistens an dem Punkt ab, an dem sie das Gefühl bekamen, die Therapeutin in ihren Reaktionen und Verhaltensweisen nicht einschätzen zu können.

Besonders intensiv in Erinnerung ist mir eine 16-jährige Patientin, die aufgrund von sexueller Gewalt 2019 eine Psychotherapie begann. Sie bat um einen Wechsel zu mir, weil sie sich von der anderen Therapeutin unverstanden fühlte. So habe sie ihr erzählt, dass sie Schwierigkeiten habe, sich auf Jungs einzulassen und nicht damit gerechnet, dass die Therapeutin ihr anschließend vorwarf, dass es aber nicht normal sei, wenn sie mit 16 Jahren noch keinen Freund habe. Diese Reaktion hatte meine Patientin sehr überrascht. Dieselbe Patientin vertraute mir in der zweiten Stunde unseres Kennenlernens an, dass sie bewusst Informationen vor der vorherigen Therapeutin zurückhielt, weil sie die Reaktion nicht mehr einschätzen konnte. Dies habe sie verunsichert. Die zuvor zurückgehaltenen Informationen, die auch zentral für die Aufrechterhaltung ihrer Symptome waren, sind zwischen uns immer wieder Thema und sie benennt auch, wie befreiend es für sie ist, sich so zeigen zu können, wie sie ist, ohne sich Sorgen zu machen, dass sie damit die therapeutische Beziehung zu sehr belastet. Dies ermöglichte es ihr, ein paar Monate später aus ihrem geheimen Tagebuch vorzulesen und sich immer mehr darüber bewusst zu werden, dass sie ihren Vater zwar idealisiert, aber eigentlich enttäuscht von ihm ist.

Meiner Erfahrung nach ist es auch bereits wichtig, wie der erste Kontakt zur Anmeldung am Telefon läuft und wie der Behandlungsraum eingerichtet ist bzw. was der Therapeut beim ersten Kennenlernen ausstrahlt durch Kleidungsstil, Mimik und Gestik. All dies trägt dazu bei, dass Patienten sich ein Bild vom Therapeuten machen können, das etwas über ihn aussagt, obwohl er sonst abstinent ist.

Weil Therapeuten gemäß Ogden hauptsächlich über Reverien am Träumen des Patienten teilnehmen, sind Reverien für ihn wesentlich im Verständnis und der Deutung der Übertragung-Gegenübertragung (1997a). Dabei beschreibt Ogden (1997a) Reverien als schwer fassbares und beunruhigendes Gefühl der Verunsicherung, das zunächst vom Therapeuten ausgehalten werden muss, bevor es nutzbar gemacht werden kann. Ogden (2004b) stellt auch fest, dass Therapeuten in ihren Reverien eigene Albträume und nächtliche Ängste träumen, die einen Überschneidungsbereich zu denen der Patienten haben.

In der Verwendung von Reverien können Therapeuten ihre unbewussten intersubjektiven Erfahrungen mit den Patienten in verbalen, symbolischen Metaphern wiedergeben, die die Patienten dann hören, fühlen und mit anderen Gedanken und Gefühlen verbinden können. Die Toleranz für das eigene Nichtwissen, was von Therapeuten in diesem Prozess gefordert wird, erfordert, dass Therapeuten sich selbst verlieren und sich scheinbar richtungslos fühlen (Ogden, 2006). Dies konnte ich in einem Behandlungsprozess mit einem 15-jährigen Patienten mit Zwangsgedanken und -handlungen erleben, den ich weiter oben bereits erwähnte:

Zum Zeitpunkt des Kennenlernens vor 9 Monaten klagte der Patient über eine Angst vor Erkältung und auch einer Angst zu erblinden. Lebensgeschichtlich waren diese Symptome für mich nicht erklärbar. Ich hielt mich lange an der Idee fest, dass seine Angst vor Erkrankung geschürt durch die Covid-19-Pandemie zum Vorschein kam und sein Wunsch nach langem Händewaschen damit in Verbindung steht. Stundenlang berichtet er über seine Ängste und Zwänge und diese können in mir weder andocken noch bekomme ich irgendeine Idee über den Ursprung. Zu diesem Zeitpunkt wollte ich seine Symptome gerne unbedingt verstehen. Ich hatte keine Ahnung, in welche Richtung ich mit dem Patienten gehen könnte und zweifelte schon an meiner therapeutischen Fähigkeit. Als ich dann begann, mich von der Idee des Verstehen-Wollens freizumachen, bekam ich in den Stunden mit ihm Reverien, die sich mir in Form eines Disney-Zeichentrickfilms zeigten. Während er seine Zwänge beschreibt, sehe ich sie in bewegten Bildern vor mir. Jeder Zwang verkörpert eine eigene Figur, sodass es mir möglich wird, Charakteristika der Zwänge zu sehen und miteinander zu verbinden. Ich berichte ihm aus diesen bewegten Bildern und zu meinem Erstaunen sah er ähnliche Szenen vor sich. Es wurde dadurch aber möglich, dass wir gemeinsam an den Szenen »schreiben« und uns überlegen, wer was tut und was als Nächstes passiert. Die Szenen, die in meinem Kopf auftauchen, helfen mir dabei, eine emotionale Anmutung davon zu bekommen, wie die Zwänge auf meinen Patienten einwirken und was sie bei ihm verursachen. Ich bekomme aber noch immer keine Idee darüber, welche Funktion diese haben und warum es sie gibt. Der Patient und ich verbringen viele Stunden damit, die Szenen weiterzudenken. Mir fällt irgendwann auf, dass immer mehr Zwänge dazukommen und bereits bekannte Zwänge verblassen. Dies stelle ich ihm zur Verfügung. Ich beschreibe ihm eine Szene, die ich vor meinem inneren Auge sehe: Der Patient veranstaltet eine Party mit einem großen Buffet. Plötzlich klingelt es an der Tür. Draußen stehen zwei neue Zwänge, die von der Party hörten und teilnehmen wollen. Ich sage, dass mein Patient zu ihnen sagt: »Oh, kommt doch rein. Ein paar Zwänge sind schon da, andere sind schon wieder gegangen und weitere Zwänge haben Verspätung angekündigt«. Die Zwänge bedanken sich für die Einladung und teilen mit, dass sie auch noch Freunde haben, die gerne mitfeiern würden, weswegen mein Patient sie einlädt. Er formuliert aber auch gleich, dass er nicht sagen kann, ob die Party noch besucht ist, wenn die verspäteten Zwänge eintreffen. An dieser Stelle sprechen der Patient und ich über meine Szene. Er sagt, dass es ihm auch so vorkommt, als mache er es den Zwängen schön, sodass sie kommen und gehen, wie sie wollen. Er benennt dann auch, dass er die Party ungemütlich machen könnte für die Zwänge, damit keiner mehr kommen will. Ich frage, wie wir das anstellen könnten. Als er keine Idee hat, schlage ich vor, dass wir beginnen, die Zwänge sehr gut kennenzulernen, um alle ihre Vorlieben und Abneigungen zu erfahren. Dann könnten wir den Partyraum so einrichten, dass es beispielsweise nur Speisen gibt, die sie nicht mögen. Er mag diese Idee und schlägt gleichzeitig vor, dass er auch lernen könnte, die Zwänge gleich an der Tür abzuweisen und die, die sich schon auf der Party sind, einfach rauszuschmeißen.

Nach der Stunde habe ich begriffen, dass die Zwänge seine emotionale Lebendigkeit darstellen und ihn ausmachen. Wenn die Zwänge nicht mehr da wären, würde er sich auflösen. Ich begreife, dass die Zwänge auch Ausdruck einer adoleszenten Identitätskrise sind. Hier merke ich dann auch erstmals, dass 20 Stunden Nichtwissen notwendig waren, um genau das verstehen zu können, weil es Teil der Dynamik ist.

Ogden (1997a) spricht nicht direkt mit den Patienten über seine Reverien. Er versucht mit ihnen darüber zu sprechen, was er denkt und fühlt, indem er den Patienten vermittelt, was ihm in seiner emotionalen Erfahrung mit ihnen bewusst wird. Die internen Objektbeziehungen der Klienten, die in der Übertragung-Gegenübertragung als emotionale Erfahrungen lebendig werden, denkt, spricht und träumt er mit ihnen (Ogden, 2003).

Für Ogden (2001) ist es wichtig, eine Sprache zu verwenden, die der Erfahrung des intersubjektiven analytischen Dritten eine Stimme verleiht. Dieser Stimme soll anzuhören sein, dass sie die Erfahrung durchlebt und durch sie verändert worden ist. Die folgende Behandlungsszene verdeutlicht, dass es wichtig ist, dass der Patient merkt, dass der Therapeut die emotionalen Erlebnisinhalte nacherleben konnte und dadurch zu einem tieferen Verständnis des Patienten und seiner Situation gekommen ist.

Einer meiner Patienten macht sich allgemein Sorgen um Kinder, die nach der Trennung ihrer Eltern ihr Zuhause verlieren und von ihren Eltern nicht mehr gewollt sind. Ich kann an dieser Stelle nachfühlen, dass etwas in ihm eine Ahnung hat, dass er auch seit seiner Zeugung die Aufgabe hat, die Beziehung der Eltern und damit die ganze Familie zusammen zu halten und dass er spürt, dass er alleine wäre, wenn die Eltern sich doch trennen, weil er dann keinen Nutzen mehr hat. In mir regen sich körperliche Wahrnehmungen wie ein Kloß im Hals und meine Augen werden auch feucht, bevor ich ihm rückmelde, dass ich durch seine Schilderungen verstanden habe, dass er Angst hat, ich könnte andere Kinder lieber mögen und ihn verlassen. Er kann in meinen Augen sehen, dass ich Kontakt zu den Gefühlen der Einsamkeit hatte, vor denen er sich fürchtet. Meine Stimme passt sich an diese Erfahrung auch an und er hört auch, dass ich Erfahrungen durchlebte, die den Kern seiner Persönlichkeit ausmachen. Er, der sonst immer erst sehr abweisend auf Deutungen reagiert, stimmt mir an dieser Stelle zu und schaut mir dabei lange in die Augen, so als wolle er sich an dem Gefühl, was ich erfahren habe »satt-sehen«.

Ogden (2001) betont auch, dass der Therapeut aus dieser emotionalen Erfahrung heraus mit dem Patienten, der diese ebenfalls durchlebt hat, sprechen soll. Meiner Erfahrung nach fühlt sich der Patient vom Therapeuten dann verstanden, wenn dieser die richtige Sprache für das Erlebte findet, was auch die Behandlungsszene oben nahelegt. Da sich Identität auch immer im Blick des anderen bildet, zeigen sich hier bereits Hinweise auf die Wichtigkeit der Intersubjektivität für psychotherapeutische Veränderungsprozesse. Ich würde an dieser Stelle ergänzen, dass manchmal eine Sprache, die ausdrückt, dass sie das analytische Dritte erfahren hat, nachrangig ist. Manchmal reicht auch der Blick in die Augen des Therapeuten, um diese Erfahrung auch nonverbal ableiten zu können. Dass Patienten sich verstanden fühlen, zeigen sie dann oft dadurch, dass sie sich mehr und mehr öffnen. Auch die folgende Patientin konnte an meinem Blick und an einer veränderten Körperhaltung sowie an meinen Worten erkennen, dass ich ihren Erfahrungsraum betreten habe.

Während eine 11-jährige Patientin davon berichtet, dass sie seit Längerem Angst hat, zu essen und aus diesem Grund nur noch flüssige Nahrung zu sich nimmt, merke ich plötzlich, dass ich husten muss. Über meinen Husten habe ich keine Kontrolle mehr, sodass ich mehrere Sekunden dauerhaft huste und selbst das Gefühl habe zu ersticken, weil es sich anfühlt, als hätte ich etwas im Hals stecken. Ich muss das Gespräch unterbrechen, um etwas zu trinken, was zwar den Husten stoppt, nicht aber das Fremdkörpergefühl im Hals. Den Rest der Stunde bleibt der Kloß in meinem Hals und erinnert mich beim Sprechen daran, bloß keine falsche Bewegung mit den Stimmbändern zu machen, um nicht wieder zu husten. Mir fällt richtig auf, dass ich vorsichtiger werde in der Wortwahl und in dem, was ich ausspreche oder was ich schon in Gedanken für zu kompliziert halte, sodass es meine Stimmbänder in die falsche Position bringen würde. Ich verbalisiere das begleitende Gefühl: Zurücknahme und sorgfältiges Auswählen der Handlungen. Einige Stunden später stellt sich heraus, dass es der Patientin im Kontakt zu ihrer Mutter auch so geht, dass sie sich stark zurücknimmt, um die psychisch angeschlagene Mutter zu schonen, sodass sie Aggressionen lieber »runterschluckt« als nach außen zu richten.

So wie Debussy sagte, dass Musik der Raum zwischen den Noten ist, fühlt Ogden (2001), dass es in der Psychoanalyse die Reverie von Therapeuten und Klienten zwischen ihren gesprochenen Worten ist, die den analytischen Dialog bilden.

Um aufzuzeigen, wie ein solches Träumen unbewusster Träume des Patienten möglich werden kann, möchte ich im Folgenden Ogdens (2007) Überlegungen zum Träumerischen Sprechen (»talking as dreaming«) vorstellen, bei denen sich der Patient aber selbst ins Leben träumen soll, anstatt vom Therapeuten erträumt zu werden.

5.5 Träumerisches Sprechen

Ogden (2007) sagt, dass Träumerisches Sprechen (»talking as dreaming«) als eine Form des Wachtraumes dienen kann, der es auch Patienten, die nicht in der Lage zum freien Assoziieren sind, ermöglicht, zuvor nicht träumbare Erfahrungen zu träumen. Träumerisches Sprechen beinhaltet dabei Gespräche über alltägliche Dinge wie beispielsweise Bücher, Filme, Songs, Sport und Lebensmittel.

Das Träumerische Sprechen kann seiner Ansicht nach als Art des Denkens und zur Beziehungsaufnahme dienen. Träumerisches Sprechen kann aber auch eine emotionale Erfahrung sein, durch welche zuvor »unsichtbare« Patienten sich »ins Leben hinein« träumen können, anstatt vom Therapeuten erträumt zu werden. Das folgende Beispiel verdeutlicht dies:

Der Kontakt zu einer Patientin, die sich aus der realen Welt in eine Animewelt zurückgezogen hat, die sie durch Cosplay auslebt, verläuft oft schleppend und es zeigt sich, dass sie zur freien Assoziation wenig bis gar nicht fähig ist. Relativ früh in der Behandlungsphase entscheide ich mich dafür, sie nach Inhalten ihrer Lieblingsanimes zu fragen. Hier taut sie auf und berichtet lebendig. Ich konnte aus ihren Schilderungen immer Informationen ziehen, die sich mir plötzlich zeigten. So erzählt sie von einer Serie, in der der Held mit der einen Hand Feuer produzieren kann und mit der anderen Hand Eis.

Wenn eines der beiden Elemente nicht genutzt wird, stirbt der Held. Nur wenn er Feuer und Eis in Balance hat, ist ein unbeschwertes Leben möglich. Über dieses Bild ist dann ein Gespräch mit ihr über gute und ungute Gefühle und aber auch ihre Leidenschaft für Fantasiewelten und der Notwendigkeit der Realität möglich. Bei ihr hatte ich den Eindruck, dass das Sprechen über gewöhnliche Dinge sich auch zu einem gemeinsamen Traum entwickeln kann, weil sie davon ausgehend dann beispielsweise einmal erlaubt, sich ihren Ängsten zu nähern.

Die Patientin, die den Namen Stella (= Stern) trägt, sagte in einer Behandlungsstunde, in der ich sie damit konfrontierte, dass ich das Gefühl habe, sie redet heute ununterbrochen in einer überschwänglich fröhlichen Stimmung, dass sie zurzeit die Sterne so faszinierend findet, um in Wirklichkeit ein Thema zu verbergen, das ihr ungute Gefühle macht. Sie frage sich, was auf der Seite der Sterne ist, die wir auf der Erde nie zu sehen bekommen bzw. ob da überhaupt eine Schattenseite ist. Sie fantasiert, dass dort vielleicht Feen leben und es ein Portal gibt, durch das es die Möglichkeit gibt, direkt in Animefilme zu wandern. Sie fragt sich auch, warum sie bei sichtbarem Sternenhimmel so schlecht schlafen kann. Als wir dann gemeinsam fantasieren, und sie die Idee hat, dass dies daran liegen könnte, dass die Sterne die Auserwählten für das Animeportal kontaktieren, verändert sich ihr Gesicht. Ihr ist die Angst anzusehen und sie benennt diese dann auch. Es grusele sie und sei ihr zu real. An dieser Stelle hat sie das erste Mal Kontakt zur Schattenseite der Sterne und sich selbst. Sie wünscht sich, eine Animefigur zu sein und verkleidet sich auch im Leben im Sinne des Cosplays, aber wenn es real werden könnte, dass sie in diese Welt für immer eintauchen kann, macht es ihr Angst. Vor dem Hintergrund, dass sie die Animewelten als Flucht vor der Realität benutzt, ist dies für mich verständlich. Sie sagt deutlich, dass sie die Vorstellung mag, aber wenn ihr Wunsch sich in der Realität erfüllen könnte, bekomme sie Panik. Sie müsse den Feen, die ihr anbieten, durch das Portal zu gehen, vorher »1000 Fragen« stellen, um genau herauszufinden, wie es in den Animewelten ist. Sie möchte checken, ob es dort wirklich besser ist als in der Realität und gibt hier erstmals die Idealisierung der Animewelten auf. In dieser Szene fühlte ich die Notwendigkeit, dass ich mich auf ihre Traumwelten und Fantastereien einlassen, aber dennoch die Steuerung und einen Anker im Hier und Jetzt behalten muss, um zu verhindern, dass wir beide den Kontakt zur Realität verlieren und dahin nicht mehr zurückkehren können. Der Sog der Fantasie ist sehr stark.

Ogden (2007) weist darauf hin, dass eine Einhaltung des Rahmens unbedingt erforderlich ist, wenn der Therapeut die Traumarbeit für den Patienten übernimmt, weil die Rollen des Patienten und des Therapeuten voneinander unterscheidbar wahrgenommen werden sollen.

Die oben genannte Szene verdeutlicht dies, weil ich hier auch gut spüren konnte, dass wir beide in eine Halluzination gehen würden, wenn ich nicht einen Fuß in der Realität habe und die Patientin, die sich erstmalig in den Kosmos dieses Themas vorwagt, halte, damit sie nicht abdriftet. So kann die Patientin sich mit mir zusammen in Ruhe in der neuen Umgebung umsehen. Wie wichtig der Kontakt zur Realität ist, zeigt auch folgende Behandlungsszene:

Hier denke ich an eine damals 13-jährige Patientin, die bereits zum Erstgespräch mit vier Stoffpinguinen kommt. Sie setzt sich zusammen mit ihren »vier Freunden« mir gegenüber an den Tisch und schwieg mich an. Wenn ich ihr eine Frage stelle, antwortet niemals sie selbst, sondern immer einer der Pinguine. Über viele Stunden findet die Therapie auf diese Weise statt und es wird meine Aufgabe, die Pinguine in ihrer Verschiedenheit kennenzulernen, als Selbstanteile meiner Patientin zu begreifen und sie als Person dadurch immer deutlicher wahrzunehmen. Als mir dies schon gut gelingt, verbringen wir viele weitere Stunden in einer gemeinsamen Reverie unter »Anwesenheit« von ca. 50 Orks aus »Herr der Ringe«, die ebenfalls wieder eigene Teile der Persönlichkeit meiner Patientin mit in die Behandlung bringen, die ich erkennen und integrieren soll. Dabei sitzen wir an unterschiedlichen Enden des Raumes und meine Patientin benennt, dass ich etwas mit meiner Mannschaft spielen soll und sie mit ihrer, bevor wir irgendwann aufeinandertreffen. In dieser Behandlung war es meine Aufgabe, Reverien darüber zu haben, was meine Mannschaft bezogen auf ihre Mannschaft, die aber abwesend ist, tun würde und dies zu spielen. Wichtig war es, immer wieder zu antizipieren, wie es gelingen kann, beide Mannschaften gegen Ende der Stunde zusammentreffen zu lassen, alleine auf der Grundlage dessen, was die Pinguine mir vorher an Material zur Verfügung stellten. Ich habe hier die Erfahrung machen können, dass ich mich auf verschiedene potenzielle Spielszenarien einlassen kann, es aber in mir deutlich spüre, wenn das stimmigste und wahrhaftigste Spielszenario in meiner Fantasie auftaucht. Das Rollenspiel zwischen ihr, mir und den Orks setzte sich kontinuierlich fort. Es fühlte sich in dieser Zeit so an, als leben wir in den Behandlungsstunden über Jahre hinweg im selben Traum.. Anhand meiner Impulse und Intuitionen konnte ich mit der Patientin sich zeigende Szenen genauer anschauen und benennen, welcher ihrer Persönlichkeitsanteile sich in der Szene zeigt. Auf diese Weise lernte meine Patientin sich immer besser kennen und konnte sich als Person zeigen. Gegen Ende der Behandlung existierten die Pinguine und die Orks noch als gemeinsame Erinnerungen, aber die Patientin schaffte es, selbst mit mir zu spielen und zu reden. Bei ihr hatte ich wirklich den Eindruck, sie hat sich im Verlauf der Therapie ins Leben geträumt. Ich hatte bei ihr immer das Gefühl, dass sie selbst keine Ahnung hat, wer sie ist. Zu gut erinnere ich mich an ihre Kleidung, die sehr kindlich geprägt ist und nicht zu einer Jugendlichen passte. Die Patientin entwickelte irgendwann die Vorstellung von sich, eine Jugendliche zu sein und tauschte die kindliche Kleidung gegen jugendliche Kleidung. Je mehr sie sich selbst kennenlernte, desto mehr probierte sie alternative Handlungen aus. Sie freundete sich mit realen Gleichaltrigen an und entschied, jemand zu sein, der sich nicht mehr von ihrer Mutter zur Schule fahren lässt, sondern lieber die Regionalbahn benutzt. Auch hatte sie inzwischen eine Idee davon, dass sie ihre Wünsche und Bedürfnisse mit anderen kommunizieren kann, was sie dann auch in der Therapie vermehrt tat. Diese Patientin, die zuvor mehrere Jahre lang vergeblich an Therapeuten anzubinden versucht wurde, konnte mir im Frühjahr 2017 benennen, dass sie mit ihrer Entwicklung so sehr zufrieden ist, dass sie erst einmal kein Bedürfnis nach einer Fortführung der Therapie und damit verbunden weiteren Veränderungen hat. Es war für mich auch erlebbar, dass eine Transformation von Beta-Elementen in Alpha-Elemente stattgefunden hatte.

Ein weiteres Beispiel für Träumerisches Sprechen ist eine Szene mit einer 16-jährigen Patientin, die in den Stunden zuvor immer wieder über ihren Selbstverletzungsdruck sprach und darüber, dass sie ungute Gefühle mit Alkohol betäubt.

Wir sitzen uns gegenüber und die Patientin schweigt, weil sie nichts zu berichten habe. Ich schweige mit ihr gemeinsam, weil ich aus vorangegangenen

Behandlungsstunden weiß, dass sie jemanden braucht, der auch Stille und Schwere mit ihr gemeinsam aushalten kann, da beide Eltern dies nicht können und dann beginnen, die Patientin anzuschreien. 30 Minuten vor dieser Stunde sollte ich eine Möbellieferung bekommen, die aber noch nicht eingetroffen ist, was mich verwundert, weil das Zeitfenster kurz vorher telefonisch bestätigt wurde. Ich merke dann, dass ich über die verspätete Lieferung nachdenke und versuche, Parallelen zu der familiären Situation meiner Patientin zu ziehen. An dieser Stelle entscheide ich mich, ihr zur Verfügung zu stellen, dass ich darüber nachdenke, was meine und ihre Situation gemeinsam haben. Ich spreche laut aus, dass ich auf eine Lieferung warte, die verspätet ist und das in mir ein ungutes Gefühl macht, weil unsere Stunde so möglicherweise gestört werden wird, obwohl es anders geplant war. Sie sagt, dass sie so was kennt, weil auch bei ihr oft alles anders läuft als gedacht, weil ihre Eltern spontan Pläne ändern. Ich steige ein und erwähne, dass der Liefertermin vor einer Stunde bestätigt wurde und jetzt ist nichts passiert. Sie sagt, dass es bei ihr oft auch so ähnlich ist. Sie schlägt mir vor, die Spedition noch einmal anzurufen und sagt gleich, dass ich niemanden erreichen werde, wenn die Situation übertragbar ist auf ihre familiäre Situation. Ich frage, ob ich es dann wohl gleich lassen kann und merke, dass sich hier die Rollen vertauschen und sie Ratgeber für mich wird. Ich spreche an, dass sie jetzt in die Position kommt, der Erwachsene von uns zu sein. Sie sagt, dass sie das auch von zu Hause kennt. Ich sage, dass Verabredungen nicht eingehalten werden und Kontaktversuche ins Leere gehen und daher sinnlos sind. Sie führt weiter aus, dass sie dann von ihren Eltern sowieso wieder angeschrien werden würde, wenn sie Kontakt aufnimmt und daher sei sie oft nicht sicher, was sie machen soll. Ich sage scherzhaft, dass ich dann vielleicht auch aufpassen muss, von der Spedition angeschrien zu werden, falls sie kommt. Meine Patientin lacht. In dem Moment klingelt es und wir schauen uns an. Ich sage, dass ich den Impuls habe, sie zur Tür zu schicken, weil sie es kennt, angeschrien zu werden und ich mich schützen möchte. Ich benenne, dass ihre Eltern vielleicht aus dem Grund schreien, weil sie selbst unsicher sind und von sich ablenken wollen. Als ich zur Tür gehe, werde ich tatsächlich von der Spedition laut angefahren: »Runter kommen!«. Ich höre, wie meine Patientin lacht. Als ich zurück bin, sprechen wir darüber, dass ich ihr heutiges Schweigen nachvollziehen kann, weil vieles so sinnlos und schwer wirkt und weil sie keine Möglichkeit hat, es zu ändern.

Sie schaut mich an, nickt und schweigt wieder. Ich sage ihr, dass ich bei ihr bin, um das auszuhalten und sie lächelt.

Da gerade bei diesem Beispiel die Frage aufkommen kann, was meine reale Möbellieferung mit ungeträumten Träumen der Patientin zu tun hat, möchte ich an dieser Stelle daran erinnern, dass Ogden (2007) herausarbeitete, dass es der Traum des Patienten ist, auch wenn der Therapeut am Träumen des Traums des Patienten teilhaben darf. Die Möbellieferung bot damit die Grundlage für ein Gespräch über die Resignation meiner Patientin in der Beziehung zu ihren Eltern.

Nach Ferro (2009) ist die gesamte Behandlungsstunde ein gemeinsam geträumter Traum. Ich hatte manchmal das Gefühl, dass der gesamte Behandlungsprozess ebenfalls ein gemeinsam geträumter Traum ist bzw. dazu wird. Patienten lassen sich oft auf eine psychodynamische Psychotherapie ein, ohne zu wissen, was die Symptome ausgelöst hat und ohne zu wissen, wonach sie suchen. Jedes Gespräch und jede Spielszene helfen sowohl den Patienten als auch dem Therapeuten dabei, neue Hypothesen über Ursache und Ziel der Symptome zu finden, die dann gemeinsam besprechbar und integrierbar werden.

Im folgenden Teilkapitel möchte ich Bions (2009) Konzept der »Sprache des Erschaffens« im Unterschied zur »Sprache der Substitution« vorstellen, um näher zu beleuchten, welche Haltung der Therapeut im Kontakt zu seinen Patienten einnehmen sollte, um Reverien im therapeutischen Prozess nutzen zu können.

5.6 Sprache der Substitution vs. Sprache des Erschaffens

Bion (2009) unterscheidet zwischen der Sprache der Substitution (»language of substitution«) – also der symbolischen Repräsentationen und der Sprache des Erschaffens (»language of achievement«) – also der Sprache der

Emotionen und der emotionalen Wahrheiten, die im Bewusstsein des Therapeuten auf Grundlage von Reverien auftauchen. Die Sprache des Erschaffens bezieht sich quasi auf eine Art intuitives, präsymbolisches Wörterbuch des emotionsgeladenen Unbewussten. Die Emotionen sind hier noch nicht als Konzepte oder Ideen repräsentiert.

Die Sprache der Substitution ist für ihn eine Sprache, die Denken und Handeln ersetzt, das Erschaffen verhindert und im Bereich von Vorannahmen liegt, über die sich keine Gedanken gemacht wird. Die Sprache der Substitution behindert seiner Meinung nach echte Kommunikation, weil der Verwender nicht in der Lage ist, Emotionen zu containen, was dazu führt, dass Wahrheit durch unbewusste »Lügen« – Illusionen, Fantasien und Wahnvorstellungen – ersetzt wird. Daher kann diese Sprache zu falschem Wissen führen.

Die Sprache der Substitution kann verstanden werden als eine intellektuelle Sprache, während die Sprache des Erschaffens auf emotionalen Erfahrungen beruht. Es geht nicht darum, zu verstehen, was die Patienten sagen, sondern aufmerksam und empfänglich für eigene Eindrücke und Reaktionen auf die Worte der Patienten zu sein. Nicht die Worte des Patienten bilden die emotionale Wahrheit, sondern das, was im Therapeuten passiert, während er dem Patienten zuhört.

Die Sprache der Substitution ist eine gewöhnliche (sinnbasierte) Sprache, was sie nach Bion für weniger geeignet für den Gebrauch in der Psychoanalyse macht. Grundlage dieser Sprache sind Repräsentationen von Objekten wie zum Beispiel einer Tür oder einer Mutter. Jeder Patient hat in der Regel eine Vorstellung davon, was eine Tür oder eine Mutter ist und trägt somit Ersatzsymbole in sich. Diese über Bilder vermittelten Ersatzsymbole werden von den Sinnesorganen übermittelt. Die Sinnesorgane sind gemäß seiner Ansicht nach empfänglich für externale, aber nicht für internale Reize.

Bion (2009) stellt nicht nur die emotionale Erfahrung vor die Gedanken, er stellt auch die Gedanken vor das Denken. Das Denken wird ermöglicht durch eine Verbindung von emotionalen und rationalen Aspekten. Daraus ergibt sich die Sprache des Erschaffens, dessen Verwender in der Lage ist, primitives Gefühlsleben zu containen. Daher kann die Sprache des Erschaffens meines Verständnisses nach neues Material erschaffen, weil sie Bereiche des Unbewussten des Patienten erreicht, die die Sprache der Substitution nicht ansprechen kann.

Bion (2005) ist der Ansicht, dass der Patient die Sprache, die der Therapeut spricht, allmählich verstehen kann, wenn der Therapeut Wörter richtig verwendet, was bedeutet, dass sich die gewählten Wörter auf das beziehen, was der Therapeut denkt oder fühlt.

Um die Erfahrung aus der Sprache des Erschaffens zu übersetzen, ist es notwendig, die Sprache der Substitution zu verwenden. Dabei ist es notwendig, Worte zu finden, die die emotionale Erfahrung bestmöglich beschreiben. Hierfür reichen Reverien nicht aus, da sie die Ebene der Emotionen nicht verlassen. Es bedarf einer Deutung, um diese Übersetzungsarbeit zu leisten. Durch die Verwendung der Sprache der Substitution können Patient und Therapeut dann die emotionale Erfahrung der Sprache des Erschaffens im Nachhinein erarbeiten. Dabei wird die emotionale Erfahrung in ein Objekt verwandelt, wodurch diese Informationsgehalt verliert. Die Erkenntnis ist, dass Bedeutungen zwischen den Zeilen nicht durch die Sprache der Substitution dargestellt werden können, weshalb diese verloren gehen oder nicht genutzt werden können, wenn Therapeuten nicht auch die Sprache des Erschaffens verwenden.

In der Psychotherapie geht es darum, Dinge zu verbinden, zu abstrahieren und daraus ad-hoc-Modelle zu schaffen, die analog zu den Veränderungen des Patienten angepasst werden, weswegen die Sprache des Erschaffens gut geeignet ist.

Es geht beim Gebrauch der Sprache des Erschaffens also darum, empfänglich für aufkommende Impulse und Emotionen zu sein und diese zu containen, während der Therapeut in Kontakt zum Patienten ist.

Hier erinnere ich mich an einen 20-jährigen Patienten, der aufgrund von depressiven Symptomen, die erstmalig vor zwei Monaten auftraten, in meine Praxis kam. Dieser Patient leidet bereits seit drei Jahren unter einer Schilddrüsenunterfunktion, die sich ebenfalls in depressiven Symptomen äußern kann. Für ihn stand die Frage im Vordergrund, ob es ihm psychisch nicht gut geht oder ob die seit elf Tagen auftretende Verbesserung seiner Symptome mit einer Steigerung der Schilddrüsenmedikamente zusammenhängt. Das Ergebnis einer ersten Bestandsaufnahme zeigte schon den Hinweis auf den Zusammenhang mit der Schilddrüsenunterfunktion und weniger einen psycho-

dynamischen Hintergrund. Der Patient beschrieb gute und seinem erwachsenen Alter entsprechende klar definierte Beziehungen zu seinen Eltern und ein gutes Eingebundensein in eine Gleichaltrigengruppe. Er übt regelmäßig einen Mannschaftssport aus und studiert an der örtlichen Universität sehr erfolgreich. Bis zum Alter von 20 Jahren sei es ihm immer gut gegangen und es habe zu keiner Zeit psychische Auffälligkeiten gegeben. Während ich innerlich schon davon ausgehe, dass es bei diesem jungen Mann keinen Behandlungsbedarf gibt, weil lediglich die Schilddrüsenwerte aus dem Ruder geraten zu sein scheinen, höre ich noch einmal in mich rein und stelle mir das, was er vorher über sich erzählte, bildlich vor. Das innere Bild, was sich mir ergibt, passt für mich nicht zu seinen Erzählungen. Anders als gedacht sehe ich ihn alleine an einem Schreibtisch sitzen und auf einen schwarzen Monitor starren. Er trägt Jogginghose und ein ausgeblichenes T-Shirt und auf seinem Schreibtisch liegen von Essensresten verklebte Bücher. Auf einem Regal sehe ich Fotos von seiner Familie, seinen Vereinskollegen, Freunden und Kommilitonen. Sie zeigen Freude, Jubeln, Umarmungen und Nähe. Seine Augen strahlen und sein Gesicht wirkt freundlich lächelnd. Er wohnt alleine, obwohl er vorher erzählte, dass er noch bei seinen Eltern lebt. Aus diesem inneren Bild heraus komme ich mit dem Patienten ins Gespräch. Er kann dann benennen, dass ihm das wegen der Covid-19-Pandemie eingestellte Training fehlt und der Präsenzunterricht an der Uni auch. Er fühlt sich oft alleine, was er nur schwer aushalten kann. Im weiteren Gespräch zeigt sich noch, dass für in alles gerade bedeutungslos ist, weil seine sozialen Kontakte fehlen. Aus diesem Gefühl der Einsamkeit heraus erzählt der Patient noch, dass seine Mutter auch depressive Symptome hat, diese aber seit Jahren nicht behandeln lässt und es der Schilddrüse zuschreibt. Sie habe schon früher viel im Bett gelegen und ihren Alltag nicht geschafft. Ich begreife in diesem Moment, dass er aufgrund der depressiven Symptome seiner Mutter schon lange auf Anerkennung durch andere Menschen angewiesen ist, die jetzt aufgrund des Lockdowns wegfallen, wodurch sich seine Symptome vermutlich zeigen. Anstatt den Patienten wegzuschicken, spreche ich mit ihm darüber, dass es doch Anhaltspunkte für eine psychische Störung bei ihm gibt, die ich in einem weiteren Gespräch gerne genauer explorieren würde. Zu meinem Erstaunen möchte der Patient das auch. Ich hatte den Eindruck, dass auch ihm durch das Gespräch klar wurde, dass die Schilddrüse sicherlich bei der Symptomatik eine Rolle spielt, aber nicht alleine daran beteiligt ist. Hier entsteht für mich ein erstes plausibles ad-hoc-Modell aus den Informationen und Emotionen des Patienten.

Die Sprache des Erschaffens vermittelt sich nach Bion (2009) genauso über sinnliche Erfahrung wie über nichtsinnliche Erfahrung. Bion (2013a) nennt dies »binocular vision«, also Binokulares Sehen, und stellt dadurch beide Pole der Erfahrung in den Vordergrund. Die Bewusstheit, also das Sinnesorgan, was empfänglich für psychische Qualitäten ist, ist insofern bimodal, als dass sie zusätzlich empfänglich für externe Sinnesqualitäten ist. Seiner Meinung nach kann nur eine Sprache, die frei von sinnesvermittelten Beschränkungen und die empfänglich für die Zeitlosigkeit und Raumlosigkeit der psychischen Realität ist, geeignet sein, um das unbewusste Leben abzufangen.

Obwohl Psychoanalyse hauptsächlich ein verbales Medium ist, gibt es nach Meltzer (2005) kein Problem damit, Worte symbolisch statt nur als Zeichensprache zu nutzen. An dieser Stelle kann der Traum helfen, dem Therapeuten mehr Möglichkeiten zur Symbolisierung zu geben. Das Lesen von Träumen ist dabei eine symbolische Aktivität. Der Therapeut liest den Traum gemäß Meltzer (2005) nicht hauptsächlich durch dessen Deutung auf theoretischer Grundlage, sondern durch Erfassen seines poetischen Ausdrucks. Er sagt weiterhin, dass dies eine wichtige ästhetische Erfahrung ist, die sich auf Reziprozität gründet: Es ist »Denken mit« statt »Denken über«.

5.7 Die Theorie des »virtuellen Anderen« als Erklärungsansatz für das Entstehen von Reverien

Im August 2020 hatte ich ein Erlebnis, was mich veranlasst hat, mich genauer mit dem Thema Reverie zu beschäftigen bzw. mich zu fragen, wie Reverien überhaupt entstehen können. Ich saß wie immer auf »meiner«

Bank auf Suomenlinna und gegen Mittag fuhr unter anderem das Fährschiff »Mariella« ein. Ich kenne dieses Schiff seit 21 Jahren und hatte auch schon hunderte Male nahen oder weniger nahen Kontakt zu diesem Schiff und wir haben uns auch schon hundertfach aneinander vorbeibewegt. An diesem Tag schaute ich dem Schiff wie immer fasziniert zu und spürte plötzlich einen sehr starken Impuls danach mir eine Reportage über den Untergang der Estonia im Jahr 1994 ansehen zu müssen. Mich verwunderte das denn ich hatte mich nie dafür interessiert. Nach langem Überlegen schaute ich abends eine Reportage über dieses Ereignis und fühlte mich wie vom Blitz getroffen, als ich begriff, dass die »Mariella«, die in mir den Impuls auslöste, mich mit dem Untergang der Estonia zu beschäftigen, damals das erste hilfeleistende Schiff an der Unglücksstelle war.

Davon ausgehend beschäftigte ich mich mit der Frage, wieso – überspitzt gesagt – ein Schiff mir eine Botschaft überbringen kann oder anders gesagt, wieso das Betrachten eines Schiffes einen Impuls in mir auslöst, der mir einen Einblick in die Geschichte des Schiffes gibt.

Ich hatte die Vorstellung, dass etwas in mir an dem Tag irgendwie bereit für diese Botschaft gewesen sein muss und 21 Jahre lang zuvor offenbar nicht. Und ich dachte, dass es etwas in meinem Inneren geben muss, was fähig ist, Phantasien bzw. Gefühle über Beobachtungen herzustellen. Daran schließt sich die Frage an, wie es sein kann, dass es Therapeuten möglich wird auf einer unbewussten Ebene mit Patienten in Kontakt zu treten.

Bråten (1988) nimmt an, dass jedes Individuum von Geburt an in Kontakt bzw. im Gespräch mit einem sogenannten virtuellen Anderen ist, bevor es sich an tatsächlich vorhandene äußere Andere wendet. Dornes (2002), der die Theorie von Bråten reformuliert sagt, dass der tatsächliche, äußere Andere quasi in die Fußstapfen tritt, die der innere »virtuelle Andere« vorbereitet hat. Der äußere Andere wird eingeladen, einen (seelischen) Raum zu betreten, der schon für ihn vorbereitet, aber noch nicht vollständig eingerichtet ist. Für Bråten (1988) ist die Existenz eines solchen inneren Raumes die Voraussetzung dafür, dass real existierende Andere überhaupt erst willkommen geheißen oder abgelehnt werden können. Anders als vorher theoretisch angenommen, postuliert Bråten (1988), dass der innere seelische Binnenraum als solcher nicht durch Interaktion mit dem Außen geschaffen werden muss, sondern bereits seit der Geburt existiert. Seiner Ansicht nach verwirklicht sich das angeborene Du durch die Begegnung mit dem tatsächlichen Du. Dornes (2002) stellt heraus, dass es in der Theorie des virtuellen Anderen keine Monade gibt, die angeborene soziale, kommunikative oder triebhafte Bedürfnisse hat, zu deren Befriedigung sie mit einer anderen Monade Kontakt aufnimmt, sondern es gibt eine Monade, die in sich intersubjektiv ist. Dies bedeutet, dass Andere im seelischen Binnenraum schon vorhanden sind, bevor sie real in Erscheinung treten. Somit stellt der Kontakt von Mutter und Säugling keinen Kontakt zwischen zwei Monaden dar, sondern eine einzelne angeborene innerlich dialogisch strukturierte Monade (= eine einzelne Dyade) sucht oder findet eine Erfüllung ihres Potenzials in der Welt. Dornes (2002) vertritt die These, dass das Subjekt sich nicht nur von außen mit den Augen des Objekts sieht, sondern auch das Objekt von innen mit angeborenen Augen. Dies beruht auf angeborenen Erwartungen, die nicht in der spiegelnden Interaktion erworben werden. Dahinter steckt dann die Annahme, dass ein Subjekt schon vor jedem sozialen Kontakt eine soziale Konstitution hat.

Altmeyer (2000) unterstützt diese Ansicht, in dem er sagt, dass der Säugling die Welt nicht nur mit eigenen Augen wahrnimmt, sondern immer auch mit den Augen des Anderen. Dadurch hat der Säugling auch immer schon eine Verbindung zur Mutter, die anfangs imaginativ ist und später real interagierend. Altmeyer vertritt auch die Meinung, dass das Selbst aus der Spiegelerfahrung mit dem Anderen entsteht, weil das Selbst durch Interaktionen mit dem Außen, einen Eindruck bekommt, wie es von anderen betrachtet wird. Das Selbst kann dann auch die Perspektive des Anderen übernehmen und selbstreflexiv ein Bewusstsein von sich erwerben.

Singer (2002) fand heraus, dass das Ich-Gefühl kein entsprechendes neuronales Korrelat hat, dem ein spezifischer Ort im Gehirn zugeordnet werden könnte. Dies legt nahe, dass es sich beim Ich-Gefühl um ein virtuelles Konstrukt des Gehirns handelt, quasi eine Illusion. Trotzdem erleben Menschen das Ich-Gefühl als real existierend. Dornes (2002) beschreibt, dass sich die Existenz des virtuellen Anderen daran zeigt, dass er dieselbe Wirkung hat, als wenn er real wäre. Seiner Ansicht nach ist der virtuelle Andere eine vom Gehirn erzeugte Illusion des Anderen.

Bråten (1988) begreift den virtuellen Anderen als eine von Gehirn erzeugte Illusion vom Anderen, aber keine Phantasie von ihm. Der virtuelle Andere kommt nicht über die soziale Interaktion in das Subjekt, sondern ist von Beginn an dort. Wenn dies der Fall ist, könnte dies möglicherweise erklären, wieso Kinder, die sich in der Kindheit oft einsam fühlten, besonders gute »Antennen« für andere Menschen haben und empfänglich für deren Absichten, Intentionen und Wünsche sind. Dies kann zu der Annahme führen, dass diese Kinder durch die fehlenden Äußeren sehr auf den virtuellen Anderen angewiesen waren und soziale Situationen damit geprobt haben.

Der virtuelle Andere wird nach Bråten (1988) auch gedacht als inhaltlich ungefüllte Bereitschaft, sich dem Anderen zu öffnen. Man kann sich den virtuellen Anderen daher seiner Ansicht nach auch als Art virtuelle oder simulierte Interaktion vorstellen. Dies meint, dass ein Beobachten von Handlungen dazu führt, dass diese virtuell bzw. innerlich mitvollzogen werden. Die Handlungsbeobachtung führt dabei zur selben neuronalen Erregung wie die Handlungsdurchführung (Fadiga, Fogassi, Pavesi & Rizzolatti,1995; Gallese & Goldman, 1998; Rizzolatti, Fadiga, Fogassi & Gallese, 1999; Gallese, 2000). Die Beobachtung einer Handlung versorgt uns mit einem Gefühl dafür, wie sich die Ausführung der Handlung anfühlt. Dies führt zu einer inneren Vertrautheit mit der Handlung durch dessen Beobachtung (»Als-ob-Gefühle«). Dies nennt er auch Alterozentrische Partizipation (Bråten 1998, 2009). Alterozentrisch deswegen weil der Säugling die Aktivität der Mutter nicht nur von außen aus einer egozentrischen Wahrnehmungsperspektive beobachtet hat, sondern weil die Wahrnehmung ihrer Aktivität in ihm Resonanz auslöst, die es möglich macht, zu spüren, was die Mutter bei der Aktivität spürt.

Der virtuelle Andere ist nach Bråten (1988) also erstens eine angeborene Erwartung und zweitens auch virtuelle »Als-ob-Gefühle«. Der Andere ist daher dem Säugling auf zweierlei Weise unmittelbar vertraut: Erstens weil er ihn erwartet und zweitens weil er ein Gespür für dessen Gefühl hat. Bråten sagt auch, dass sich der Säugling in Zuständen des Alleinseins auf den virtuellen Anderen zurückzieht, was wiederum dafür spricht, dass Kinder in diesen Zuständen des Alleinseins gute soziale bzw. emotionale Fähigkeiten erwerben können.

Diese Theorie ist meines Erachtens gut übertragbar auf das Erleben von Reverien. Ich habe eine Patientin, die im Behandlungsraum immer die Bilder anschaut, die dort hängen. Zu sehen sind lediglich Farbspritzer und diffuse Muster. Die Patientin beschreibt mir in einer Stunde genau, was sie auf den Bildern sieht. Dabei erkennt sie teilweise Gesichter oder Figuren und manchmal hinterlässt das Bild an sich bei ihr einen Impuls. Als ich sie frage, warum sie in »Farbspritzern« etwas erkennen kann, antwortet sie: »Ich war als Kind oft einsam. Da kann man sowas.« Diese Aussage spricht für das Vorhandensein eines virtuellen Anderen, der vielleicht umso stärker gebraucht wird, je einsamer und isolierter von Außenkontakten Menschen sind.

Reveriezustände erinnern auch an ein Wahrnehmungsphänomen, das unter dem Namen Synästhesie bekannt ist und sich aus den Worten »syn« = »zusammen« und »aisthesis« = »Empfindung« zusammensetzt. Unter einer »Synästhesie« versteht man nach Simner (2012) die Wahrnehmung von mindestens zwei Sinnesreizen bei der Erregung eines Sinnes (z. B. Wahrnehmung von Farben beim Hören von Musik). Die Sinneswahrnehmungen sind dabei ihrer Ansicht nach nicht auf die Hauptsinne beschränkt, sondern können auch durch Gefühle oder abstrakte Begriffe hervorgerufen werden. Der Klang eines Musikinstruments kann zu Farbwahrnehmungen oder auch Gefühlswahrnehmungen führen und umgekehrt kann ein Gefühl auch klingen wie ein Dur-Akkord oder eine Trompete. Gemeinsam hat dieses Konzept mit dem Reveriekonzept, dass im Inneren des Menschen durch einen äußeren Reiz etwas ausgelöst wird, was mit dem ursprünglichen äußeren Reiz vermeintlich nichts zu tun hat.

Synästhesie hat nach Meinung von Simner (2012) viele Manifestationen, aber bei allen Varianten entsteht die synästhetische Erfahrung spontan, ohne Anstrengung und auf eine Weise, die der Synästhetiker in seinem eigenen Erfahrungsbereich als normal akzeptiert. Synästhesie wird im Allgemeinen als ein »cross talk« (Emrich, Schneider, Zedler, Cytowic, 2017) zwischen Gehirnfunktionen (z. B. zwischen Funktionen der Buchstaben- und Farbwahrnehmung) dargestellt. Dies kann sich neurologisch in einer Art Hyperassoziation zwischen Gehirnregionen widerspiegeln und bedeuten, dass die Signale auf dem Weg von den entsprechenden Sinnesorganen zu deren Verarbeitungszentren in Gehirn miteinander in Kontakt treten.

Ein möglicher Erklärungsansatz für Synästhesie besteht nach Emrich, Schneider, Zedler und Cytowic (2017) auch in der Annahme, dass alle Kinder, die geboren werden, Synästhetiker sind, weil alle Hirnareale noch miteinander verbunden sind, so dass die Aktivierung eines Wahrnehmungsbereichs fast automatisch einen anderen ebenfalls aktiviert, (»Hyperkonnektivität«), da noch nicht final ausdifferenziert ist, welche Gehirnbereiche für welche Sinnesempfindungen zuständig sind. Nach der Geburt »verwächst« sich die Synästhesie dann und die einzelnen Hirnareale erfüllen die für sie vorgesehenen Aufgaben. Simner (2012) spricht sich gegen diese Annahme der »Verschmelzung der Sinne« aus, indem sie sagt, dass es auch viele Arten von Synästhesien gibt, die damit nicht erklärt werden können. Diese werden ausgelöst durch kognitive Konstrukte höherer Ordnung wie Sprache, Persönlichkeit und andere abstrakte Begriffe oder führen zu diesen. Dieser Fakt legt nahe, dass der Zustand bei den meisten Synästhetikern nicht rein sensorisch/wahrnehmungsbezogen ist und dass jede Definition, die sich auf diesen Vorschlag stützt, die überwältigende Mehrheit der bisher attestierten Synästhesien übersehen würde (Simner, Glover & Mowat, 2006; Simner et al., 2006). Sie spricht sich dafür aus, dass es Synästhesiearten gibt, die kein neuronales Korrelat in Gehirnarealen haben, weil sie beispielsweise kognitive Konstrukte oder Vorstellungen von Wahrnehmungen erzeugen, was gut zu den Überlegungen von Singer (2002) zum »Ich-Gefühl« passt.

Simner (2012) schlägt einen neurobiologischen Erklärungsansatz für synästhetische Phänomene vor. Sie sagt beispielsweise, dass es vorkommen könnte, dass sich ererbte Prädispositionen für neurologische Hyperassoziationen manifestieren, beispielsweise in den fronto-temporalen Sprachregionen, die Semantik, lexikalische Formen und Syntax vermitteln. Dies könnte ihrer Einschätzung nach bedeuten, dass es Synästhetiker mit ungewöhnlich starken Verbindungen in der Verarbeitung gesprochener Sprache geben kann. So jemand wäre vielleicht außerordentlich verbal versiert und in der Lage, automatische und außergewöhnliche Verbindungen zwischen Wörtern herzustellen, wenn die Verbindungen im Bereich der Sprachproduktion liegen.

Mirror-Touch-Synästhesie (MTS) ist die bewusste Erfahrung von taktilen Empfindungen, die durch die Berührung einer anderen Person ausgelöst werden (Ward & Banissy, 2015). Als Erklärungsansatz für diese Art der Synästhesie wurde bislang von Ward und Banissy (2015) eine Schwellentheorie (»Threshold theory«) diskutiert, die diese Form der Synästhesie als Endpunkt eines normalen neuronalen Mechanismus sieht, ein neuronales Netz, das auf Berührungen reagiert, die sowohl auf sich selbst als auch auf andere ausgeübt werden (»Spiegelsystem«). In dieser Theorie wird angenommen, dass das Aktivitätsniveau im somatosensorischen System bei MTS eine Wahrnehmungsschwelle überschreitet und dadurch bewusste Gefühle der Berührung auslöst. Blakemore, Bristow, Bird, Frith und Ward (2005) stellen fest, dass es ein somatosensorisches Spiegelsystem gibt, das bei Nicht-Synästhetikern Aktivierungen aufweist, die unter einer bestimmten Schwelle liegen. Weil die Aktivierung einen Schwellenwert nicht überschreitet, können beobachtete Berührungen wahrgenommen und verstanden werden. Bei MTS kommt es zum Überschreiten der Aktivitätsschwelle, wodurch Mirror-Touch-Synästhetiker glauben, dass die Berührung am eigenen Körper stattfindet. Bei Mirror-Touch-Synästhetetikern findet sich nach Ward, Schnakenberg und Banissy (2018) eine gesteigerte emotionale Empathie mit anderen und eine bessere Fähigkeit emotionale Gesichtsausdrücke zu verstehen. Das Beobachten von Berührungen führt ihrer Ansicht nach zu Aktivierungen in Gehirnregionen, die bei Nicht-Synästhetikern nicht aktiviert werden. Nach Emrich, Schneider, Zedler und Cytowic (2017) können synästhetische Wahrnehmungen auch entstehen, weil Strukturen des limbischen Systems aktiviert werden, welche für die Regulation von Gefühlen zuständig sind. Das limbische System verknüpft Sinnesdaten aus der Außenwelt und innere Zustände wie Motivationen und Emotionen und könnte ihrer Ansicht nach als »Brücke« zwischen zwei Hirnarealen fungieren, in denen Sinnesreize verarbeitet werden.

Ausgehend von diesen Überlegungen lassen sich Gemeinsamkeiten zwischen Mirror-Touch-Synästhesie und Reverien feststellen, derart, dass in beiden Fällen spontane Wahrnehmungen oder Gefühle auftauchen, die im Kontakt zu einem anderen Menschen durch die Interaktion hervorgerufen werden. Beiden gemeinsam ist auch, dass dem Auftreten dieser Phänomene keine einheitliche Erklärung zugrunde liegt. Beim Betrachten beider Phänomene könnte der Eindruck entstehen, dass Therapeuten, die in der Lage sind, Reverien zu empfinden, möglicherweise ähnlich wie Mirror-Touch-Synästhetiker besondere neurologische Hyperassoziationen in bestimmten Gehirnbereichen haben, die sie empfänglich für Reverien machen. Gleichzeitig scheint Bråtens (1988) Theorie des virtuellen Anderen einen Ansatz zu bilden, wieso das Beobachten von Handlungen zu denselben Gefühlen führt wie die Durchführung der Handlung selbst und damit wieso Therapeuten aus den Äußerungen und nonverbalen Ausdrücken der Patienten Reverien entwickeln können.

6 Fazit

Die vorherigen Kapitel zeigen, dass dem Thema Reverie bisher zu Unrecht nur ein geringer Stellenwert in psychotherapeutischen Behandlungen von Kindern, Jugendlichen und jungen Volljährigen zukommt. Die bisherige Literatur behandelt Reverien fast ausschließlich im Kontext der Behandlung Erwachsener. Die Verwendung von Reverien in der Kinder- und Jugendlichenpsychotherapie ist meines Erachtens ein sinnvoller und nützlicher Schritt, um die Qualität der Behandlungen zu sichern oder sogar zu steigern. Infolge der Auseinandersetzung mit den theoretischen Grundlagen von Reverien und deren praktischer Anwendung im Rahmen von mir durchgeführter Kinder- und Jugendlichenpsychotherapien erachte ich folgendes als sehr zentral für den Einsatz von Reverien in Psychotherapien:

1. Reverien sind eine wichtige Behandlungstechnik in der Therapie von Kindern, Jugendlichen und jungen Volljährigen.
2. Um durch Reverien Heilungsprozesse anzustoßen oder zu unterstützen, ist eine reine Umwandlung von Beta-Elementen in Alpha-Elemente nicht ausreichend. Es bedarf einer emotionalen Verbindung und eines »Eins-Sein« mit dem Patienten, um durch die Transformation der therapeutischen Beziehung etwas Neues zu erschaffen bzw. Schmerz in Hoffnung zu transformieren.
3. Es gibt zentrale Voraussetzungen für den Einsatz von Reverien in der Kinder- und Jugendlichenpsychotherapie, wie beispielsweise Anforderungen an die Haltung des Therapeuten, Containing, die negative Fähigkeit und die gleichschwebende Aufmerksamkeit.
4. Es ist notwendig, dass Therapeuten sich gut überlegen, wie sie mit Patienten über ihre Reverien bzw. aus den Reverien heraus kommunizieren.

5. Reverien sollten als Synchronizitätsphänomene angesehen werden und nicht als einen Kausalzusammenhang herstellend.

Diese zentralen Punkte möchte ich im Folgenden noch einmal genauer vorstellen und diskutieren.

Reverien als Behandlungstechnik in der Kinder- und Jugendlichenpsychotherapie

Die in diesem Buch präsentierten Behandlungsszenen legen nahe, dass Reverien auch in der Kinder- und Jugendlichenpsychotherapie einen großen Stellenwert für den Heilungsprozess der Patienten haben können. Sowohl Gesprächs- als auch Spielszenen können dabei durch Reverien angereichert und therapeutisch genutzt werden. Im Unterschied zur Behandlung Erwachsener sind Therapeuten in der Kinder- und Jugendlichenpsychotherapie nicht abstinent und stellen ihren eigenen Körper zur Verfügung, der dann im Therapieprozess genutzt werden kann. Molinari (2012) beschreibt auch, dass sich die Reverien des Therapeuten bei erwachsenen Patienten und Kindern unterscheiden. Die Reverie, die sich in der Analyse eines Kindes entfaltet, wird ihrer Ansicht nach durch spielerische, körperliche Handlungen erschaffen, während bei der Behandlung Erwachsener die Fähigkeit zu Reverien auf der Hemmung des aktiven Handelns beruht. Sie beschreibt weiterhin, dass in der Kinderanalyse der gesamte kreative Prozess von Handlung motiviert ist und daher auch eher ein Prozess ist, der von bildhafter Gestaltung gefärbt ist. Sowohl im Gespräch als auch im Spiel kommt es zu einem bildhaften Ausdruck unbewusster Fantasien und Träume, wodurch unbewusstes Material kommuniziert wird. Meiner Ansicht nach können Spielszenen für sich bereits als Reverie bzw. ein Arbeiten im intersubjektiven Dritten betrachtet werden und es können sich zusätzlich beim Therapeuten Reverien in Form von beispielsweise Bildern, Gedanken oder Körpersensationen zeigen. Die symbolische Bedeutung von Spielszenen kann entschlüsselt werden. Wenn ich mit Patienten spiele, merke ich, dass ich das Gesehene oder Gespielte im Kopf abstrahiere, um darüber nachdenken zu können, was dort passiert, während ich gleichzeitig Spielhandlungen ausführe. Während der in Kapitel 5 erwähnte Patient an der Ritterburg zwei Mannschaften einteilt, vor meinem bösen Ritter flieht und dabei droht, in ein Loch zu fallen, ohne Hoffnung auf Rettung zu haben, abstrahierte ich zwei Kräfte, die im Widerstreit stehen und sich nicht vereinbaren lassen. Hier kommt mir der Impuls, dass es sich um eine aggressive und eine depressive Seite des Patienten handeln könnte, um den Wunsch nach Nähe verbunden mit der Angst vor dem Verlassenwerden oder um die beiden Zwillingsbrüder, die nicht miteinander und nicht ohneeinander können. Den freien Fall in das Loch erlebte ich körperlich durch Herzrasen und aber auch dem schönen Gefühl von Schwerelosigkeit. Ich merkte, dass es mir gleichzeitig Angst macht, aber auch Entlastung bringt und dass auch dies wieder zwei gegenseitige Impulse sind, wie schon bei den zwei Kräften, die gegeneinander wirken. Ich bemerke in mir den Impuls, dass es darum geht, einen unbewussten Wunsch erfüllt zu bekommen, aber die heftigen Gegenreaktionen nicht kontrollieren zu können. Nachdem sich dies über mehrere Stunden immer mehr abzeichnet, wurde es dann mit dem Patienten besprechbar.

Wenn Kinder in den Behandlungsstunden Rollen- oder Fantasiespiele wählen, die wir dann gemeinsam vollziehen, fällt mir auf, dass ich, anders als im Gespräch, weniger nachdenke und viele Einzelinformationen aufnehme, die sich irgendwann in meinem Kopf zu einem mehr oder weniger zusammenhängenden, individuell für den jeweiligen Patienten passenden Bild zusammenfügen. Oft gibt es einen Moment, an dem ich plötzlich die Anmutung habe, dass etwas stimmig erscheint. Auch Molinari (2012) beschreibt ein Eintauchen in praktische Aktivitäten und Handlungen, die sie weiter wegtragen von reflektierenden Gedanken. Kinderanalyse ist für sie eine Erfahrung in der Bions (1967) Empfehlung, dass der Therapeut Gedächtnis und Verlangen verbannt, um optimal intuitiv und empfänglich für sein eigenes Unbewusstes im Kontakt zum Patienten zu sein, auf eine natürliche Weise umgesetzt ist. Durch Handlungen wird eine Distanz zum reflektierenden Denken erzeugt, die sich gemäß Molinari (2012) wie eine Unordnung des Geistes anfühlt. Sie berichtet auch, dass sie beim Protokollieren der Spielszenen merkt, wie sich viele Bilder in einem Prozess integrieren, der einer Art langsamer Assimilation nahekommt, bis sie das Gefühl hat, die Bilder sind ihre eigenen geworden. Ich habe viele Patienten, bei denen die von ihr beschriebene Assimilation schon während der

Behandlungsstunden fortschreiten und nicht noch danach. Im Kontakt zum Patienten fühlt es sich oft so an, als entsteht während mehrerer Sitzungen durch das Spiel oder im Gespräch ein Kunstwerk, das nie seine endgültige Form erreichen wird, sondern immer neue oder andere Informationen preisgibt. Besonders im Rollenspiel zeigt sich, dass der Patient und ich in einen Dialog eintreten und aus dem Spiel heraus Dinge spielen, die interessant erscheinen, bis diese Dinge dann bedeutsam werden, weil diese Bedeutung von beiden zusammen generiert wird. Am Beispiel des Jungen, der an der Ritterburg zwei Mannschaften einteilt und in ein Loch zu fallen droht, ist dies gut sichtbar. Das einfache Ritterspiel, in dem Gut gegen Böse kämpft, erlangt eine neue, weitreichende Bedeutung. Hier ist es für mich immer notwendig, einerseits so viele Informationen wie möglich zu sammeln und darauf zu achten, ob der Moment kommt, an dem das bisherige Informationsbild intuitiv Stimmigkeit erreicht.

Im Kontakt zu Jugendlichen und jungen Erwachsenen ist eine ähnliche Haltung auch im Gespräch möglich. Auch hier kann ich mir Gesprächsinhalte genau und detailreich beschreiben lassen und sie intuitiv verarbeiten. Ferro und Basile (2006) beschreiben, dass der Therapeut bei Jugendlichen und Erwachsenen auch lernen kann, so zu deuten, als würde er spielen oder malen. Die Wörter, die beispielsweise benutzt werden, um ein inneres Bild zu beschreiben, verändern, bereichern und variieren das Bild. Die Handlung schafft in der Kinderpsychotherapie Reverien. Im Unterschied zu Gegenübertragungen, die von innen heraus entstehen, werden Reverien ihrer Ansicht nach durch das Innen und das Außen geschaffen. Der Therapeut lässt äußere Szenen oder Worte auf sich wirken und ebenfalls, was in ihm entsteht. Dies ist vergleichbar mit dem Hören von Musik oder dem Lesen eines Buchs bzw. dem Betrachten eines Bildes. Wenn ich beispielsweise »Harry Potter« lese, stelle ich mir die Zauberwelt vermutlich ganz anders vor als eine Freundin, die das gleiche Buch liest. Auch Musik kann Fantasien anregen und beispielsweise bedingt durch die Tonart Freude oder Niedergeschlagenheit transportieren. Es kommt vor, dass Patienten Bilder betrachten, die in meiner Praxis hängen und dabei Fantasien entwickeln, was auf ihnen zu sehen ist. Je nach Patient werden dann gruselige Gesichter, Handtaschen oder das Gesicht bekannter Persönlichkeiten in dem Bild sichtbar. Hier ist dann auch immer eine Grundlage geschaffen, darüber ins Gespräch zu kommen und zu ergründen, was das Gesehene mit den jeweiligen Patienten zu tun hat.

Bovensiepen (2002a, 2002b) merkt an, dass Therapeuten immer mehr Kinder und Jugendliche mit beeinträchtigter Symbolisierungsfähigkeit behandeln. Um die Symbolisierungsfähigkeit wiederzuerlangen, kann der Gebrauch von Reverie einen guten Ansatz liefern, da Reverie zu einer Symbolbildung in der Übertragung-Gegenübertragung beiträgt. Patienten haben seiner Meinung nach dadurch die Möglichkeit, einen symbolischen Raum in der Therapie zu entwickeln und einen psychischen Raum in sich zu halten.

Wenn Therapeuten in der täglichen Arbeit mit Kindern oder Jugendlichen konfrontiert sind, die über kein symbolisches Denken verfügen, kann es leicht passieren, dass es zu einem Stillstand in der Behandlung kommt und Therapeut und Patient sich nach ein paar Stunden fast nichts mehr zu erzählen haben, weil die Kommunikation im Konkreten bleibt. Auch der Therapeut passt sich hier irgendwann an. Hier sind die Reverie des Therapeuten und seine visuellen Bilder möglicherweise die einzige Möglichkeit, einen Ort zu haben, an dem sich Symbolisches und Konkretes treffen können, wodurch Bewegung entsteht.

McGown (2015), die in einer qualitativen Studie Therapeuten zu ihren Erfahrungen mit spontaner mentaler Symbolik (»spontaneous mental imagery«; SMI) befragte, zu der auch Reverien zählen, unterstützt den Gedanken, dass Reverien einen positiven Einfluss auf die psychotherapeutische Behandlung haben. Die Studie kam zu dem Ergebnis, dass Therapeuten die Erfahrung machen, dass die SMI die therapeutische Beziehung mit zusätzlichen Informationen anreichert und möglicherweise auch transformiert. Gemäß McGown (2015) bekommen Patienten, die in der mütterlichen Dyade nicht die Erfahrung machten, ihre Gedanken verarbeiten zu können, die Möglichkeit dazu, wenn der Therapeut in der Lage ist, Tagträume zu haben.

Die SMI des Therapeuten kann zur Entfaltung eines Raumes zwischen Therapeut und Patient führen (ähnlich dem Übergangsraum von Winnicott (2018)), in dem mit Bedeutung gespielt werden kann. Gerade wenn Patienten sonst still gegenüber sitzen und kein Material anbieten, kann sich das intersubjektive analytische Dritte meiner Ansicht nach durch

Spielszenen, die für Patienten erst einmal unverfänglich sind, leichter konstituieren.

Der Prozess der SMI erfordert nach Ansicht eines Studienteilnehmenden Privatheit. In der Kinder- und Jugendlichenpsychotherapie ist es oft schwieriger, diese Privatheit schaffen zu können, da mehr Interaktionen im Face-to-Face-Kontakt (in Spielsituationen und Gesprächen) stattfinden, ohne dass der Therapeut sich den Blicken und der Aufmerksamkeit der Patienten entziehen kann. Wenn es hier gelingt, sich einen Raum für Reverien zu schaffen und gleichzeitig die Aufmerksamkeit für Patienten aufrechtzuerhalten, ohne abwesend zu wirken, dann können Reverien den therapeutischen Prozess sehr bereichern, wie auch meine Fallbeispiele in dieser Arbeit nahelegen.

Reverien im therapeutischen Prozess zu nutzen bedeutet für mich auch, gemäß Meltzer (2009) emotionale Erfahrungen zu finden, die der Patient nicht träumen kann und dann das Träumen für ihn zu übernehmen. Genau wie er darauf hinweist, dass dies nicht auf einer intellektuellen Ebene stattfinden kann, merke ich in den Behandlungsstunden auch, dass eine emotionale Beteiligung verbunden mit einer tiefen Identifikation mit dem Patienten und der eigenen Toleranz dafür, sich treiben zu lassen, ohne irgendwo ankommen zu wollen, die Grundlage dafür bildet. Diese tiefen Erfahrungen, die mein Patient nicht träumen konnte, begegneten mir auch in den Behandlungsstunden massenweise. Besonders prägend waren die Erfahrungen der Entwertung und des Abgeblockt-Werdens, was sich in Zurechtweisungen oder auch Fernbleiben von Stunden zeigte. Für mich war immer sichtbar, dass mein Patient merkt, ob ich auf einer vorsprachlichen Ebene nachfühlen konnte, wie es ihm ergeht. Wenn er sich verstanden fühlte, merkte ich dies sofort an seinem geänderten Verhalten. Nach Civitarese (2008) ist die Reverie der Ort, an dem die Analyse wirklich stattfindet, weil sich hier die beeinträchtigte Fähigkeit des Patienten zu träumen und der träumerische Raum des Analytikers überschneiden.

Stern et al. (2001) beschreiben, dass viele Therapien scheitern, weil die Momente, in denen eine bedeutungsvolle Beziehung zwischen Therapeut und Patient hätte entstehen können, nicht genutzt wurden. Reverien zu haben und therapeutisch zu nutzen kann dabei meiner Ansicht nach genau diese bedeutungsvollen Beziehungsmomente zwischen Therapeut und Patient schaffen.

Die emotionale Verbindung als Grundlage der Transformation der therapeutischen Beziehung

Angelehnt an Bions Überlegungen zur Reverie (2013a) ist es ein Ziel der Therapie, dass Beta-Elemente in Alpha-Elemente umgewandelt werden. Meine Erfahrungen mit Kindern, Jugendlichen und jungen Volljährigen sind, dass dies tatsächlich ein zentraler Schritt im Behandlungsprozess ist, der dazu führt, dass Patienten beispielsweise namenlose Ängste als kontrollierbar und veränderbar erfahren. In mehreren Gesprächen mit Jugendlichen zeigte sich mir, dass es notwendig ist, dass Patienten erst spüren müssen, dass der Therapeut mit ihren Ängsten umgehen kann, sodass diese in der therapeutischen Beziehung ihre Bedrohlichkeit verlieren. Nur so kann meiner Ansicht nach eine tiefere Verarbeitung stattfinden, die über das rein kognitive Begreifen hinausgeht. Die Patienten merken in der therapeutischen Beziehung, dass der Therapeut das spüren kann, was sie auch empfinden und gemäß dem Ausdruck »Geteiltes Leid ist halbes Leid« führt dies auch dazu, dass sie ihre Ängste erst im Spiegel des Therapeuten sehen und sich daher nach und nach selbst in diese hineinfühlen können.

Voraussetzung dafür ist, dass der Therapeut in der Lage ist, für eine gewisse Zeit mit dem Patienten »Eins zu sein« und gleichzeitig fest verankert in seiner (der äußeren) Realität bleibt. Der Patient muss sozusagen emotional mitgenommen werden in den Prozess, da er sonst vielleicht nur eine Angst ausstößt, in den Therapeuten hineinlegt und einen Namen für die Angst zurückbekommt.

Die Teilnehmenden der Studie von McGown (2015) berichteten, dass es notwendig ist, sich selbst zu erlauben, bestimmte mentale Grenzen zu überschreiten, um in der Lage zu sein, in dieser Art zu träumen. Dadurch wurde es ihrer Wahrnehmung nach ermöglicht, den Patienten neue Möglichkeiten in Bezug auf Wachstum und des Benutzens eines psychischen Raumes, in dem sie über sich selbst träumen können, anzubieten. Dieser Aspekt wurde klar als ein Schlüsselweg hervorgehoben, der die Reverien des Therapeuten zu einem Gewinn für die Therapie macht.

Eine klinische Implikation der Studie ist, dass die Teilnehmer beschrieben, dass die Verarbeitung von SMI zu einer Verbesserung der therapeutischen Beziehung führen kann, wenn der Therapeut etwas Neues über den Patienten gelernt hat. Auch wenn Gegenübertragungen ebenfalls zusätzliche Informationen über die emotionale Färbung der therapeutischen Beziehung liefern, halte ich Reverien für noch besser geeignet, um herauszuarbeiten, was sich zwischen Therapeut und Patient zeigt. Aufgrund der theoretischen Überlegungen begreife ich Reverien als einen in einer therapeutischen Beziehung auftretenden gemeinsamen Prozess von Therapeut und Patient, der zugleich konkreter, diffuser und aktiver ist als die reine auftretende Gegenübertragung.

Darüber hinaus legt das Charakteristikum eines Prozesses schon nahe, dass Reverien länger andauern können als Gegenübertragung und sowohl in den Stunden auftreten können als auch zwischen den Stunden. Gegenübertragung habe ich bisher immer als sehr konkret erfahren, in dem Sinne, dass ein Patient ein klares Gefühl oder einen eindeutigen Impuls bei mir auslöst. Wenn Reverien auftreten, sind diese oft diffus und ungerichtet. Sie erscheinen bildhafter und eher als auftretende Bilder oder Szenen anstatt als Gefühle. Dadurch sind sie auch schwerer interpretierbar und in die Psychodynamik einordbar, da erst der Symbolgehalt analysiert und später dann in Sprache übersetzt werden muss, wohingegen Gegenübertragungsreaktionen in der Regel schon als sprachlich transportierbare Phänomene auftreten. Auftretende Reverien sind für mich Prozesse, die immer wieder verändert und angepasst werden können, wohingegen Gegenübertragungsreaktionen oft kurze Impulse sind, die sich zwar situationsabhängig auch verändern, aber in einer nicht so großen Komplexität wie Reverien.

In meinem Empfinden wird durch meine Reverien im Kontakt zwischen mir und den Patienten etwas Neues geboren. Ähnlich wie bei der Geburt eines Säuglings, der Genmaterial der Mutter und des Vaters in sich trägt. Die Entstehung des Säuglings ist auch nur möglich, weil beide Eltern etwas dazu beitragen. Mit Patienten zu arbeiten, die Symptome auf Grundlage unbewusster Konflikte ausbilden, bedeutet immer zunächst in der Dunkelheit zu stochern auf der Suche nach Anhaltspunkten für psychodynamische Überlegungen zur Symptomätiologie. In die Dunkelheit zu gehen birgt die Potenziale damit einen heilenden Prozess anzustoßen. Reverien bringen meiner Ansicht nach Licht in die Dunkelheit. Nach meinen bisherigen (wenn auch kurzen) Erfahrungen mit Reverie passiert Heilung nicht nur durch das Transformieren von Beta-Elementen in Alpha-Elemente, sondern dadurch, dass es zwei Menschen gibt, die über die

Beta-Elemente nachdenken und ihnen Bedeutung verleihen. Also dadurch, dass Therapeut und Patient für einen mehr oder weniger kurzen Moment »Eins sind« und gemeinsam in der Dunkelheit der Beta-Elemente verweilen und die Klarheit der Alpha-Elemente fühlen. Dieses gemeinsame Erlebnis setzt meiner Meinung nach Heilungsprozesse in Gang, weil der Patient die Erfahrung machen kann, Beta-Elementen nicht hilflos ausgeliefert zu sein und die Möglichkeit zu haben, sie in Alpha-Elemente umwandeln zu können. Hier ist für mich die Frage, ob der Einsatz von Reverien möglicherweise in der Traumatherapie überaus sinnvoll sein könnte, weil traumatisches emotionales Erleben durch gemeinsame Träumereien transformiert werden kann.

Neben dem »Eins-Sein« ist damit die Beziehung bzw. emotionale therapeutische Verbindung zwischen Therapeut und Patient eine zentrale heilende Kraft, da der Therapeut den Patienten auf ganz andere Art erfahren und sich innerlich vorstellen kann. Romanyshyn (2013) zeigt auf, dass diese intensive Arbeit, die nicht nur den äußeren Patienten, sondern auch sein Innerstes fokussiert, sehr leidvoll für den Therapeuten ist.

Reverien zu haben bedeutet auch für den Therapeuten dahin zu gehen, wo es sehr dunkel ist und somit zu eigenem Schmerz und dem Schmerz des Patienten. Je länger der Therapeut dort verweilt, desto mehr werden sich seine Augen an die Dunkelheit gewöhnen und graue Bereiche (also die Mischung von Licht und Dunkelheit) entdecken, die vielleicht wie kleine Hoffnungsschimmer für den werdenden Patienten sind. An diesem dunklen Ort, zu dem Reverien den Therapeuten bringen, gibt es fast kein Entkommen vor den unguten Gefühlen. Hier können diese und auch damit verbundene Schmerzen erlebt und ausgehalten werden. Daher birgt diese Dunkelheit auch die Möglichkeit, ein Trauma noch einmal in einem anderen emotionalen Kontext zu erleben und zu fühlen, was dann Heilungs- und Veränderungspotenzial birgt. Jung (2014) schlägt auch vor, dass neue Seinsarten – neue Seelen – aus der Ehe von Dunkelheit und Licht innerhalb der transzendenten Funktion als eine »Vereinigung der Gegensätze« entstehen.

Wenn ich an einer Stelle des Reverieprozesses auf emotional wahre Inhalte treffe, merke ich dies meistens daran, dass ich ein Gefühl der Rührung verspüre und ich auch glasige Augen bekomme. An dieser Stelle scheint es mir immer so, als konnte ich mit dem Patienten im Bionschen

Sinne Eins-Werden (»at-one-ment«), um das zu erfassen, was zwischen uns emotional »wahr« ist (Bion, 2009). Dadurch wird der Therapeut befähigt, das gesamte Wesen des Patienten wirklich kennenzulernen und nicht nur etwas über das Wesen des Patienten zu erfahren (Bergstein, 2009). Das bedeutet, den Patienten nicht nur kognitiv oder rational zu begreifen, sondern durch gemeinsames Fühlen, was es ermöglicht das zu sehen, was Patienten sehen und auch das zu fühlen, was Patienten fühlen.

Die Ausschnitte aus den Behandlungsstunden, die ich in dieser Arbeit präsentiere, zeigen, dass es bei der Nutzung von Reverien darum gehen sollte, das unbewusste Material der Patientin in sich aufzunehmen, es in einem Traum lebendig werden zu lassen, zu dekonstruieren, es zu abstrahieren und es dann noch einmal zu träumen, bevor die emotionalen Erfahrungen mit dem Patienten besprochen werden.

Bergstein (2013) weist darauf hin, dass der Patient in einer Behandlungsstunde manchmal von Assoziation zu Assoziation treibt, ohne dass eine Verknüpfung erkennbar ist. Erkennbar ist aber, dass diese Assoziationen nicht durch einen Bruch voneinander getrennt sind, sondern durch Zäsuren, die zwar auch Unterbrechungen sind, aber dennoch Kontinuität beinhalten. Er sieht den Job der Therapeuten darin, sich in den Zäsuren zu bewegen und Verbindungen zwischen den Assoziationen herzustellen. Dies meint, dass der Therapeut mit seelischen Zuständen in Kontakt kommt, um Selbstanteile beim Patienten in Bewegung zu bringen. Das Ziel ist es dabei, innerseelische Brüche in Zäsuren zu verwandeln und eine Integration der Selbstanteile zu erreichen. Der Prozess der Reverie ist dabei für den Therapeuten nicht leicht, was ich auch erleben konnte.

Im Kontakt zu Patienten kann es zu Dynamiken kommen, die sich zwischen Therapeut und Patient ereignen. Diese Dynamiken bieten diagnostische Informationen, die nutzbar gemacht werden können. Es ist aber für den Therapeuten teilweise ein großer Kraftakt, sich gerade so in die Dynamiken einzulassen, dass sie helfen, die unbewussten Themen des Patienten besser verstehen zu können, ohne sich in den Dynamiken zu verlieren und dadurch die therapeutische Beziehung zu gefährden. Ausgehend von den Dynamiken, die sich zeigen, können Therapeut und Patient gemeinsam auf die Reise gehen, um diese Dynamiken und Themen näher zu ergründen.

Als klinische Implikationen leitet McGown (2015) aus ihrer Studie ab, dass Therapeuten ermutigt werden sollten, ihren Reverien in einer erlaubenden und neugierigen Haltung gegenüber zu treten. Weiterhin sei es wichtig, dass Therapeuten eigene Reflexionen und Supervisionen nutzen, um zu sortieren, welche Aspekte der Reverie zum Patienten und welche zum Therapeuten gehören.

Voraussetzungen für den Einsatz von Reverien in der Kinder- und Jugendlichenpsychotherapie

Die Fallbeispiele, die sich in dieser Arbeit befinden, zeigen, dass Reverien bei jungen Volljährigen, Jugendlichen und auch Kindern eine Bereicherung sein können und auch, dass dies unabhängig von Alter, Strukturniveau oder Persönlichkeitsorganisation sein kann. Dies erkläre ich mir damit, dass es sich bei Reverien um eine Behandlungstechnik des Therapeuten handelt, die an bestimmte Voraussetzungen gebunden ist.

Zum einen geht es darum, dass der Therapeut offen ist für das Material, was vom Patienten gesendet wird. Rezeptiv und damit emotional erreichbar zu sein ist hier ein zentrales Element. Das vom Patienten gesendete Material aufzunehmen und so lange in sich zu halten, bis sich der Therapeut innerlich bereit für eine Reaktion fühlt, die den wahren Kern des Materials ausdrückt, ist meines Erachtens auch wichtig.

Im Kontext meiner Reverien in den Behandlungsstunden sind mir bestimmte Voraussetzungen aufgefallen, die eine Rolle spielen hinsichtlich der Frage, ob und wie Reverien sich entwickeln und den Therapieprozess positiv beeinflussen können. Dabei ist das Eingehen einer zugewandten, authentischen und wahrhaftigen therapeutischen Beziehung an erster Stelle zu nennen. Ein gewisses Maß an Interesse und Neugier sowie eine entdeckende Haltung, die auch die Bereitschaft einschließt, Gesagtes emotional zu erfassen, ohne es direkt verstehen zu wollen, ist meiner Meinung nach wichtig, um Themen und Erfahrungen zu entdecken, die sonst möglicherweise verborgen bleiben würden.

Bergstein (2013) benennt als Voraussetzung, dass der Therapeut in der Lage ist, imaginative Gedanken oder Traumgedanken zu haben, um in Kontakt mit nicht mentalen Gebieten zu kommen. Die gleichschwebende

Aufmerksamkeit ist seiner Meinung nach geeignet dafür ursprüngliche sinnliche Prärepräsentationen zu identifizieren, die nicht bewusst gemacht wurden, sondern als unrealisiertes, unrepräsentierbares Potenzial verbleiben, was Bion (2018b) als »proto-mental« bezeichnet. Bezogen auf das in Kapitel 2 beschriebene Bild (▶ Abb. 2.1) der zwei durch ein Meer voneinander getrennten Ufer bedeutet dies, seinen Blick schweifen zu lassen, Bewegungen zu registrieren und miteinander in Beziehung zu stellen, verschiedene Blickwinkel einnehmen zu können und sich von den Geschehnissen berühren zu lassen.

Eulert-Fuchs (2020) sieht als zentrale Voraussetzungen von Therapeuten für Reverien eine Bereitschaft, rezeptiv zu sein und sich in eine Regression zu begeben sowie die Bereitschaft, sich auf die frühe Sinneserfahrung des Analysanden einzustellen. Dies ermöglicht ihrer Meinung nach dem Therapeuten den Zugang zum inneren Raum des Patienten, wodurch durch körperliche Erfahrungen und präsymbolische Prozesse das Nicht-repräsentierte eine Figur bekommt. Sie versteht die Reverie und Gegenübertragungsphantasien als Brücke, die das analytische Paar verbindet. Reverie schafft ihrer Ansicht nach auch den Übergang zwischen einer abwesenden Repräsentanz (also dem, was nicht war) und dem, was entstehen will. Der Möglichkeitsraum, der durch Reverie entstehen kann, kann dann dazu beitragen, die Kluft zwischen dem Erlebten und dem Erhofften zu überbrücken. Ich verstehe ihre Überlegungen so, dass der Therapeut bereit sein muss zu fühlen und dabei auch manchmal mit Gefühlen überschwemmt zu werden, die nicht gut aushaltbar sind und ein Fluchtverhalten auslösen. Es kann dazu kommen, dass der Therapeut Ohnmacht aushalten muss, dass er die Qualen des Patienten nicht zeitnah auslöschen kann und dem Patienten auch aufgrund der gebotenen Abstinenz nicht noch mehr und besser zur Verfügung stehen zu können. Beispielsweise auch zu hören, wie das Meer auf dem beschriebenen Bild (▶ Abb. 2.1) in Kapitel 2 tost und die Wellen kraftvoll schlagen, nachvollziehen zu können, wie sehr dies den Patienten ängstigen muss und dennoch aus der Distanz Möglichkeiten zu finden, das Meer zu beruhigen oder dem Patienten bei der Entwicklung zu mehr Stabilität und einem größeren psychischem Binnenraum zu helfen, sodass er das bedrohliche Meer besser aushalten kann.

Und aber auch dem Patienten eine korrigierende Beziehungserfahrung zu ermöglichen, in dem dieser vom Therapeuten etwas bekommt, das er nicht kennt (und, was nie da war), was dann dabei hilft, neue Wege für sich zu entdecken.

Die schon von Bion (2009) eingeführte negative Fähigkeit erachte ich auch als zentrales Element des Reverieprozesses. Hierunter fällt die Fähigkeit, Unsicherheit auszuhalten und auch, dass die gewonnenen Erkenntnisse zunächst nicht zu einem Verständnis des Patienten beitragen (sondern, vorab des Verstehens belastende und lustbesetzte Themen zu identifizieren).

Im Behandlungsprozess erlebe ich es als wichtig, den Verlauf der vorherigen Behandlungsstunden emotional abrufbereit zu haben, damit neu auftretende Erkenntnisse oder Emotionen andocken können. Dies bedeutet für mich auch, im Therapieprozess immer eine Vorstellung davon zu haben, welche unbearbeiteten Themen den Patienten noch belasten, in welcher Verfassung dieser gerade ist und an den Ereignissen der letzten Stunde emotional wieder anknüpfen zu können, ohne eine bestimmte Prozessrichtung zu fokussieren. Wenn ein Therapeut über die Fähigkeit verfügt, Gesagtes und Erfahrenes verdichten und synthetisieren zu können, ist dies ebenfalls sehr hilfreich. Auf diese Weise kann der Patient frei assoziieren und der Therapeut übernimmt die Aufgabe, das Gesagte zu sortieren und mit den passenden Informationen in Beziehung zu bringen. Die Fähigkeit, Emotionen mit Fakten zu verknüpfen sowie sich empathisch einfühlen zu können, steht damit ebenfalls im Zusammenhang und stellt eine wichtige Voraussetzung aufseiten des Therapeuten dar. Sich einfühlen zu können bedeutet für mich, sich zumindest die Frage stellen zu können, wie man sich in der beschriebenen Situation fühlen würde und was das für die betroffene Person dann bedeutet.

Kommunikation über Reverien vs. aus Reverien heraus

In Kapitel 2 des Buches verwende ich einen visuellen-intuitiven Zugang zum Thema Reverien, der anschließend in Kapitel 3 durch eine andere Form von Sprache konkretisiert wird. Dieser Übergang ist nicht leicht und stellt eine Herausforderung in der Nutzung der Reverien für therapeutische Prozesse dar.

Wenn Inhalte von Reverien an den Patienten kommuniziert werden, erscheint es mir wichtig, dass der Therapeut wertfreie Formulierungen wählt, um zum einen mit dem Patienten nicht in einen Machtkampf darüber zu gehen, wer die »Wahrheit« sagt und wer nicht und zum anderen, um den Prozess am Laufen zu halten dadurch, dass der Patient noch das Gefühl hat, das gemeinsam Entstehende mitgestalten zu können. Dazu gehört dann auch verbales Geschick, um Erfahrungen genauso zu kommunizieren, dass sie Material enthalten, über das gesprochen werden kann, aber immer noch Reserven für neue Eindrücke und Themen bereithält. Wichtig ist meiner Meinung nach auch ein Aspekt, den Ferro (2002) erwähnte: Erzählungen enthüllen die Bedeutung, ohne Bedeutungen zu definieren. Dies kann ebenfalls als eine Aufforderung zu einer wertfreien Kommunikation gesehen werden.

Deutungen sind meiner Ansicht nach demnach eher nicht hilfreich im Reverieprozess, weil sie den Prozess stoppen oder zumindest bremsen und somit vielleicht Informationen unentdeckt bleiben, die aber eine Bedeutung erlangen könnten. Bei der Nutzung von Reverien geht es meiner Ansicht nach um emotionale, vorsprachliche und absichtslose Erfahrungen, die sich oft nur im Verlauf der Zeit verstehen lassen. Für den Moment soll der Therapeut die erlebten Erfahrungen emotional aufnehmen und wirken lassen, bevor sie irgendwann ein mehr oder weniger klares Bild ergeben, was dem Patienten im Rahmen einer Deutung zur Verfügung stellen kann. Dies ist für mich ein wichtiger Ansatzpunkt, um Reverie als Verstehenszugang zu verwenden.

Besonders gesättigte Deutungen, die den Verstand des Patienten adressieren und auf Einsicht abzielen, unterbrechen die emotionale Beschäftigung mit den unbewussten Themen. Ungesättigte Deutungen erklären nach Will (2016) weniger und nehmen die Emotionen des Augenblicks auf, in dem sie diese bildlich darstellen, und sind daher meiner Ansicht nach besser geeignet, um mit den Patienten über Reverien zu sprechen als gesättigte Deutungen.

Ferro und Basile (2006) behaupten, dass es für den Therapeuten möglich ist, die Sprache der Kinder in die Sprache der Erwachsenen zu übersetzen. Dies meint nach meinem Verständnis, die bildhaften Botschaften, die sich im Spiel und in der Fantasie zeigen, in Worte zu kleiden, die dann eine Bedeutung mitteilen können. Die Notwendigkeit dessen zeigt sich bei Kinder- und Jugendlichenpsychotherapien beispielsweise dann, wenn die Patienten keine Vorstellung von sich selbst haben oder die Ergebnisse der Diagnostik den Eltern mitgeteilt werden. Eltern fällt es schwer, Bedeutungen in Spielszenen zu sehen. Daher ist es notwendig, ihnen die Symptome samt Ätiologie und die Konflikte ihrer Kinder in Worten zu erläutern.

Bezogen auf Reverien gibt es die Möglichkeit, aus den Reverien heraus zu sprechen oder über die Reverien. Dies stellte auch Ogden (1997a) bereits fest und schlug vor, mit Patienten aus der emotionalen Färbung und der Metaphorik der Reverien heraus zu sprechen. Dies bedeutet nicht direkt über die Erfahrungen zu sprechen, sondern über die in uns wachgerufenen Gefühle und Gedanken. Hierbei erscheint es mir auch wichtig, dem Patienten die Möglichkeit zu eröffnen, in einen Dialog über das Erlebte treten zu können durch offene Formulierungen, die keine Tatsächlichkeiten beinhalten, sondern den Platz zum Fantasieren anbieten.

Ich habe auch gute Erfahrungen damit gemacht, Reverien in fremdsprachlichen oder gedolmetschten Behandlungen gewinnbringend zu nutzen. Sprachbarrieren konnten hier durch eine gemeinsame Arbeit im intersubjektiven analytischen Dritten überbrückt werden.

Reverien als Synchronizitätsphänomene

Ich verstehe Synchronizität als ein gleichzeitiges Auftreten von einem inneren Ereignis (wie einer Reverie oder einer Emotion) und einem äußeren Ereignis (wie eine Szene oder ein Ereignis), wobei das äußere Ereignis das innere Ereignis spiegelt. Dabei ist es erforderlich, dass das innere Ereignis chronologisch gleichzeitig mit oder etwas vor dem äußeren Ereignis geschehen ist. Wenn das innere Ereignis nach dem äußeren Ereignis auftritt, könnte angenommen werden, dass es eine Reaktion auf das äußere vorher wahrgenommene Ereignis ist, wodurch es dann möglicherweise kausal erklärt werden könnte.

Die Betrachtung von Reverien als Synchronizitätsphänomene schützt meiner Ansicht nach davor, dem anderen eine vermeintliche Wahrheit überzustülpen. Nehmen wir beispielsweise diese Szene aus einer Behandlungsstunde:

> *Im Sommer 2020 lernte ich die damals 19-jährige Lou kennen. Lou lebt mit ihrer jüngeren Schwester bei ihrer Mutter und deren neuen Lebensgefährten. Im Erstgespräch präsentiert Lou mir eine Liste mit Themen, die sie beschäftigen. Ungewöhnlich ist, dass diese Liste komplett auf Englisch geschrieben ist und zusammenhängende Themen farblich markiert sind. Die Liste zeigt mir schon deutlich Lous Beziehungsanliegen: Halte mich in meiner Verrücktheit aus und sortiere mein inneres Chaos, ohne dich dabei aus Überforderung abzuwenden. Wie bereits in einem früheren Beispiel zu Lou erwähnt, funktioniert meine Telematik bei unserem ersten Zusammentreffen nicht richtig, was mich zu der Annahme bringt, dass sie über sich denkt, alles kaputtzumachen. Vom ersten Augenblick an entwickelt sich so zwischen uns eine Dynamik, die sich im Behandlungsverlauf im Sinne eines Synchronizitätsphänomens fortsetzt. Nach elf Behandlungsstunden erscheint sie zu früh zum Termin, sodass meine Kollegin sie in das Wartezimmer setzt, da ich noch im Gespräch bin. Das Wartezimmer befindet sich gegenüber von meinem Büro. Nach der Stunde mit meiner Patientin gehe ich in mein Büro und stelle fest, dass die Telematik erneut ausgefallen ist. Alle beteiligten Geräte melden Fehler. Ich starte das System neu und erfahre dann durch die Technik, dass ich definitiv mein Passwort zurücksetzen muss, weil es unbrauchbar geworden ist. Erst dann fällt mir ein, dass meine Patientin in der Nähe der Telematik war, und ich erinnere mich an unser erstes Treffen. Ich merke in mir strafende Impulse zusammen mit der Unsicherheit, ob sie sich selbst lediglich schwach und krank darstellt, in Wirklichkeit aber Ahnung von Technik hat und meine Systeme bewusst manipuliert. Ich spüre, wie ich kurz den Impuls merke, sie mir vom Leib halten zu wollen und sie nicht mehr in die Nähe der wichtigen Technik zu lassen und sie dazu auch noch beim nächsten Mal abzuwerten, um sie klein zu halten, damit sie nicht merkt, wie machtvoll sie eigentlich ist. In der Einfühlung mit der Patientin wird mir deutlich, dass es ihr schwerfallen muss, sich auf Beziehungen einzulassen, weil sie von sich glaubt, alles kaputtzumachen und dass es ihr unangenehm sein muss, überhaupt in Erscheinung zu treten. In der nächsten Sitzung thematisiert sie, dass sie sich zu Hause immer geräuschlos verhält, sodass niemand merkt, dass sie da ist. Und dass ihre Mutter ihr nicht zutraut, alleine zu wohnen. Hier zeigt sich dann*

deutlich, dass die Mutter versucht, die Patientin klein zu halten und dass die Patientin mit ihrem Verhalten möglichst wenig Angriffsfläche bieten will.

Wenn ich hier eine Kausalität zwischen der Fehlfunktion meiner Telematik und meinem inneren Gefühl annehme, dann könnte ich zu dem Schluss kommen, dass ich vielleicht heute eine so große Zerstörungswut in mir habe, dass die Technik kaputt geht. Oder zu der Erklärung, dass ich strafende Impulse gegenüber der Patientin bekam, weil sie mir durch die Fehlfunktion der Telematik zusätzliche Arbeit gemacht hat. Wenn ich von einem synchronen Ereignis ausgehe, dann komme ich zu der Annahme, dass die Patientin bereits in einem kurzen Kontakt eine Gefühlslage in mich legte, die zufälligerweise mit der Fehlfunktion der Telematik zusammen auftritt. Mein inneres Gefühl aber kann ich näher untersuchen, wenn ich betrachte, was die Fehlfunktion meiner Technik bedeutet. So könnte ich Hinweise darauf bekommen, dass die Patientin sich für jemanden hält, der Beziehungen kaputtmacht, anderen nicht zur Last fallen möchte und dass von ihr eine hohe Energie ausgeht im Sinne von einer hohen Impulsivität. Synchronizität eröffnet mir Möglichkeiten, über die Verbindung von innerem Gefühl und äußerem Ereignis nachzudenken. Aus diesem Grund sollte meiner Ansicht nach bei der Nutzung von Reverien im therapeutischen Prozess beachtet werden, diese als Synchronizitätsphänomen zu betrachten und nicht als kausal zusammenhängend.

Crepaldi (2018) betont, dass Reverie Bions Auffassung nach ein wichtiger Faktor für eine psychoanalytische Haltung ist, ohne die Containing in der Praxis nicht gelingen kann. Diese Ansicht unterstütze ich auf einer weiter gefassten Ebene. Wenn ich im Rahmen von Reverien nicht in der Lage gewesen wäre, Patienten noch einmal anders zu spüren und kennenzulernen, hätte ich Therapien sicherlich zu früheren Zeitpunkten beendet. Eine emotionale Vorstellung vom Patienten zu haben, sorgte immer für zusätzliche psychodynamische Erklärungen für das gezeigte Verhalten. Eine Idee darüber zu haben, wie der Patient vielleicht eigentlich ist, was er lediglich durch beispielsweise aggressives und entwertendes Verhalten überspielt, sorgte dafür, dass ich die Verbindung zu den Patienten aufrecht erhalten wollte, um weitere Schritte zu gehen.

Bezogen auf eine eingangs gestellte Frage, ob es für den Therapeuten ausreichend ist, wenn er seine Reverien nur erlebt oder ob er seine Reverien nutzen muss, um einen Prozess in Gang zu setzen, der auftretende frühe Zustände symbolisiert, würde ich nach jetzigem Wissen sagen, dass es davon abhängt, ob der Therapeut Reverien als Verstehenszugang oder Behandlungstechnik nutzen möchte. Und ob der Patient die Voraussetzungen mitbringt, mit ihm über das emotionale Erleben während der Reverien sprechen zu können. Bei der Nutzung als Verstehenszugang geben die auftauchenden Reverien zusätzliche Informationen über den Patienten, während Reverien eingesetzt als Behandlungstechnik eine Interaktion mit dem Patienten voraussetzen, in der dem Patienten das emotionale Erleben mitgeteilt wird, um die emotionale Wahrheit für den Patienten herauszuarbeiten.

Reverie stelle ich mir vor wie eine Reise. Eine Reise, auf die ich als Therapeutin die Patienten mitnehmen und sie begleiten kann, um dann auf einer Metaebene zu reflektieren, was passiert ist. So wie auch das Schreiben dieses Buches eine Reise war, die in Helsinki begann und in meinem Behandlungsraum in Braunschweig endete, während ich auf dem Weg viel neues emotionales und kognitives Wissen über Reverie gewonnen, darüber nachgedacht und versucht habe, es zusammenzubringen.

Mein persönliches Fazit ist, dass ich Reverien als Geschenk ansehe, das mir die Patienten übergeben und dass es mir fehlen würde, wenn ich diese innere Lebendigkeit nicht erleben dürfte. Reverien kommen, begleiten und bereichern mich ein Stück auf meinem Weg, aber dann muss ich sie auch wieder gehen lassen, um mich nicht in ihnen zu verlieren.

Literaturverzeichnis

Altmeyer, M. (2000). Narzissmus und Objekt: Ein intersubjektives Verständnis der Selbstbezogenheit. Göttingen: Vandenhoeck & Ruprecht.

Atmanspacher, H., Primas, H., Wertenschlag-Birkhäuser, E., Pauli, W., & Jung, G. (Hrsg.). (2013). Der Pauli-Jung-Dialog und seine Bedeutung für die moderne Wissenschaft. Heidelberg: Springer.

Benjamin, J. J. (2006). Two-way streets: Recognition of difference and the intersubjective third. Differences, 17(1), 116–146. https://doi.org/10.1215/10407391-2005-006

Bergstein, A. (2009). On boredom: A close encounter with encapsulated parts of the psyche. The International Journal of Psychoanalysis, 90(3), 613–631. https://doi.org/10.1111/j.1745-8315.2009.00150.x

Bergstein, A. (2013). Transcending the caesura: Reverie, dreaming and counter-dreaming. The International Journal of Psychoanalysis, 94(4), 621–644. https://doi.org/10.1111/1745-8315.12055

Bion, W. R. (1962). Eine Theorie des Denkens. In Bott Spillius, E. (Hrsg.), Melanie Klein Heute. Entwicklungen in Theorie und Praxis: Bd. 1: Beiträge zur Theorie. (S. 225–235.). Stuttgart: Verlag Internationale Psychoanalyse.

Bion, W. R. (1967). Notes on memory and desire. The psychoanalytic forum, 2, 272–273, 279–280.

Bion, W. R. (2005). The Tavistock seminars. London: Routledge.

Bion, W. R. (2009). Aufmerksamkeit und Deutung Frankfurt a. M: Brandes & Apsel.

Bion, W. R. (2011). Zur Unterscheidung von psychotischen und nicht-psychotischen Persönlichkeiten. In Bott Spillius, E. (Hrsg.), Melanie Klein heute. Entwicklungen in Theorie und Praxis: Bd. 1: Beiträge zur Theorie (S. 75–102). Stuttgart: Verlag Internationale Psychoanalyse.

Bion, W. R. (2013a). Lernen durch Erfahrung Berlin: Suhrkamp.

Bion, W. R. (2013b). Attacks on linking. The Psychoanalytic Quarterly, 82(2), 285–300. https://doi.org/10.1002/j.2167-4086.2013.00029.x

Bion, W. R. (2016). Transformationen. Gießen: Psychosozial Verlag.

Bion, W. R. (2018a). Two papers: »The grid« and »caesura«. London: Routledge. https://doi.org/10.4324/9780429484421

Bion, R. W., (2018b). Erfahrungen in Gruppen und andere Schriften. Stuttgart: Klett-Cotta.

Bion, W. R. (2019). Cogitations. London: Routledge.

Birksted-Breen, D. (2016). Bi-ocularity, the functioning mind of the psychoanalyst. The International Journal of Psychoanalysis, 97(1), 25–40. https://doi.org/10.1111/1745-8315.12435

Blakemore, S.-J., Bristow, D., Bird, G., Frith, C., & Ward, J. (2005). Somatosensory activations during the observation of touch and a case of vision–touch synaesthesia. Brain, 128(7), 1571–1583. https://doi.org/10.1093/brain/awh500

Boris, H. N. (1986). Bion re-visited. Contemporary Psychoanalysis, 22(2), 159–184. https://doi.org/10.1080/00107530.1986.10746120

Botella, C. & Botella, S. (2005). The work of psychic figurability: Mental states without representation. London: Routledge.

Bovensiepen, G. (2002a). Symbolic attitude and reverie: Problems of symbolization in children and adolescents. Journal of Analytical Psychology, 47(2), 241–257. https://doi.org/10.1111/1465-5922.00309

Bovensiepen, G. (2002b). Symbolische Einstellung und Reverie als eine Grundlage der psychotherapeutischen Behandlungstechnik. Analytische Psychologie, 33(2), 97–117. https://doi.org/10.1159/000057648

Bråten, S. (1988). Nature, cognition, and system: Current systems-scientific research on natural and cognitive systems (M. E. Carvallo, Hrsg.). Dordrecht: Kluwer Academic Publishers.

Bråten, S. (1998). Infant learning by altercentric participation: The reverse of egocentric observation in autism. In S. Bråten, A. Manstead, K. Oatley (Hrsg.), Intersubjective communication and emotion in early ontogeny (S. 105–124). Cambridge:Cambridge University Press.

Bråten, S. (2009). The intersubjective mirror in infant learning and evolution of speech. Amsterdam: John Benjamins Publishing Company.

Breuer, J. (1893). Fräulein Anna O, case histories from studies on hysteria. In The standard edition of the complete psychological works of Sigmund Freud: Bd. 2: (1893–1895): Studies on Hysteria (S. 19–47).

Bucci, W. (2011). The interplay of subsymbolic and symbolic processes in psychoanalytic treatment: It takes two to tango – but who knows the steps, who's the leader? The choreography of the psychoanalytic interchange. Psychoanalytic Dialogues, 21(1), 45–54. https://doi.org/10.1080/10481885.2011.545326

Busch, F. (2018). Searching for the analyst's reveries. The International Journal of Psychoanalysis, 99(3), 569–589. https://doi.org/10.1080/00207578.2018.1425875

Cartwright, D. (2014). Containing states of mind. London: Routledge. https://doi.org/10.4324/9781315800561

Cassorla, R. S. (2013). »In search of symbolization.«. In Unrepresented states and the construction of meaning (S. 202–219). London: Routledge.

Christoff, K., Ream, J. M., & Gabrieli, J. D. E. (2004). Neural basis of spontaneous thought processes. Cortex, 40(4–5), 623–630. https://doi.org/10.1016/S0010-9452(08)70158-8

Civitarese, G. (2008). ›Caesura‹ as Bion's discourse on method. The International Journal of Psychoanalysis, 89(6), 1123–1143. https://doi.org/10.1111/j.1745-8315.2008.00089.x

Coltart, N. E. (1986). »Slouching towards Bethlehem« … or thinking the unthinkable in psychoanalysis. In G. Kohon (Hrsg.), The British school of psychoanalysis: The independent tradition (S. 185–199). London: Free Association Books.

Crepaldi, G. (2018). Containing. Gießen: Psychosozial.

Da Rocha Barros, E. M. (2000). Affect and pictographic image: The constitution of meaning in mental life. The International Journal of Psychoanalysis, 81(6), 1087–1099. https://doi.org/10.1516/0020757001600435

Da Rocha Barros, E. M., & Da Rocha Barros, E. L. (2011). Reflections on the clinical implications of symbolism. The International Journal of Psychoanalysis, 92(4), 879–901. https://doi.org/10.1111/j.1745-8315.2011.00402.x

Da Rocha Barros, E. M., & Da Rocha Barros, E. L. (2016). The function of evocation in the working-through of the countertransference: Projective identification, reverie, and the expressive function of the mind – Reflections inspired by Bion's work. In H. B. Levine & G. Civitarese (Hrsg.), The W. R. Bion tradition (1. Aufl., S. 141–154.). London: Karnac.

De M'Uzan, M. (2000). Dream and identity. Canadian Journal of Psychoanalysis, 8, 131–146.

Dornes, M. (2002). Der virtuelle Andere. Forum der Psychoanalyse, 18(4), 303–331. https://doi.org/10.1007/s00451-002-0128-z

Emrich, H. M., Schneider, U., Zedler, M., & Cytowic, R. E. (2017). Welche Farbe hat der Montag? Synästhesie: das Leben mit verknüpften Sinnen: mit Textdokumenten von 13 Synästhetikern. Stuttgart: Hirzel.

Eulert-Fuchs, D. (2020). The other between fear and desire – countertransference fantasy as a bridge between me and the other. Journal of Analytical Psychology, 65(1), 153–170. https://doi.org/10.1111/1468-5922.12561

Fadiga, L., Fogassi, L., Pavesi, G., & Rizzolatti, G. (1995). Motor facilitation during action observation: A magnetic stimulation study. Journal of Neurophysiology, 73(6), 2608–2611. https://doi.org/10.1152/jn.1995.73.6.2608

Ferenczi, S., Rickman, J., & Suttie, J. I. (2018). Psychogenic anomalies of voice production 1. In S. Ferenczi & J. Rickman, Further contributions to the theory and technique of psycho-analysis (S. 105–109). London:Routledge. https://doi.org/10.4324/9780429475245-8

Ferro, A. (2008). The patient as the analyst's best colleague: Transformation into dream and narrative transformation. Italian Psychoanalytical Annual, 199–205.

Ferro, A. (2009). Transformations in dreaming and characters in the psychoanalytic field. The International Journal of Psychoanalysis, 90(2), 209–230. https://doi.org/10.1111/j.1745-8315.2009.00131.x

Ferro, A. (2012). Im analytischen Raum: Emotionen, Erzählungen, Transformationen. Gießen: Psychosozial-Verlag.

Ferro, A., & Basile, R. (2006). Unity of analysis: Similarities and differences in the analysis of children and grown-ups. The Psychoanalytic Quarterly, 75(2), 477–500. https://doi.org/10.1002/j.2167-4086.2006.tb00047.x

Freud, S. (1912). Ratschläge für den Arzt bei der psychoanalytischen Behandlung. In Gesammelte Werke: Bd. 8 (S. 376–387).

Freud, S. (1915). Das Unbewußte. In Gesammelte Werke: Bd. 10 (S. 264–303.).

Freud, S. (1923). Two encyclopaedia articles. In Standard Edition: Bd. 18 (S. 233–259).

Freud, S. (2010a). Das Ich und das Es und andere Abhandlungen. Wiesbaden: Marix.

Freud, S. (2010b). Die Traumdeutung. Hamburg: Nikol.

Gallese, V. (2000). The acting subject: Towards the neural basis of social cognition. In T. Metzinger (Hrsg.), Neural Correlates of Consciousness. Empirical and Conceptual Questions (S. 325–333). Cambridge: MIT Press.

Gallese, V., & Goldman, A. (1998). Mirror neurons and the simulation theory of mind-reading. Trends in Cognitive Sciences, 2(12), 493–501. https://doi.org/10.1016/S1364-6613(98)01262-5

Green, A. (1975). The analyst, symbolization and absence in the analytic setting (on changes in analytic practice and analytic experience). In memory of D. W. Winnicott. The International Journal of Psycho-Analysis, 56(1), 1–22.

Green, A. (2016). Das Intrapsychische und das Intersubjektive in der Psychoanalyse. In M. Altmeyer, H. Thomä (Hrsg.), Die vernetzte Seele: Die intersubjektive Wende in der Psychoanalyse. (S. 227–258). Stuttgart: Klett-Cotta.

Grinberg, L. (1987). Dreams and acting out. The Psychoanalytic Quarterly, 56(1), 155–176. https://doi.org/10.1080/21674086.1987.11927170

Grotstein, J. S. (2007). A beam of intense darkness: Wilfred Bion's legacy to psychoanalysis. London: Taylor and Francis.

Grotstein, J. S. (2009). Dreaming as a ›curtain of illusion‹: Revisiting the ›royal road‹ with Bion as our guide. The International Journal of Psychoanalysis, 90(4), 733–752. https://doi.org/10.1111/j.1745-8315.2009.00155.x

Heimann, P. (1950). On counter-transference. International Journal of Psychoanalysis, 31, 81–84.

Hermon, N. (2016). On becoming a child: Reverie in the psychotherapy of children. The International Journal of Psychoanalysis, 97(6), 1591–1608. https://doi.org/10.1111/1745-8315.12516

Jung, C. G. (1937). Definitionen. In Gesammelte Werke (Bd. 6). Olten und Freiburg im Breisgau: Walter.

Jung, C. G. (1942). Über die Psychologie des Unbewussten. In Gesammelte Werte. Bd. 7b. Olten: Walter.

Jung, C. G. (1946). The psychology of the transference. In Collected Works (Bd. 16). Princeton: Princeton University Press.

Jung, C. G. (1952). Synchronizität als ein Prinzip akausaler Zusammenhänge. In Pauli, W. & C. G. Jung (Hrsg.), Naturerklärung und Psyche. (S. 109–194). Zürich: Rascher Verlag.

Jung, C. G. (2011). Die Dynamik des Unbewussten. Ostfildern: Patmos.

Jung, C. G. (2014). Collected Works of C.G. Jung, Volume 16. Princeton: Princeton University Press. https://www.jstor.org/stable/10.2307/j.ctt5hhr69

Kast, V. (2016). Die Dynamik der Symbole: Grundlagen der Jung'schen Psychotherapie. Ostfildern: Patmos.

Klein, M. (1946). Notes on some schizoid mechanisms. The International Journal of Psychoanalysis, 27, 99–110.

Klein, M. (1987). Die Psychoanalyse des Kindes. Frankfurt a. M.: Fischer.

Lagos, C. M. (2007). The theory of thinking and the capacity to mentalize: A comparison of Fonagy's and Bion's models. The Spanish Journal of Psychology, 10(1), 189–198. https://doi.org/10.1017/S1138741600006454

McGown, L. (2015). A qualitative study of the therapist's spontaneous mental imagery and its impact on therapeutic process. Counselling and Psychotherapy Research, 15(2), 128–136. https://doi.org/10.1002/capr.12006

Meltzer, D. (1986). Studies in extended metapsychology: Clinical applications of Bion's ideas. Clunie Press.

Meltzer, D. (2005). Creativity and the countertransference. In M. Harris Williams (Hrsg.), The Vale of soulmaking: The post-Kleinian model of the mind.(S. 175–182). London: Routledge.

Meltzer, D. (2009). Dream-life: A re-examination of the psychoanalytic theory and technique. London: Karnac.

Mitchell, S. A., & Kierdorf, T. (2005). Psychoanalyse als Dialog: Einfluss und Autonomie in der analytischen Beziehung. Gießen: Psychosozial-Verlag.

Molinari, E. (2012). Von einem Raum in den anderen—Die Geschichte einer Kontamination: Über die Beziehung zwischen Kinder- und Erwachsenenanalyse. Internationale Psychoanalyse, 7, 95–121.

Ogden, T. H. (1994a). The analytic third: Working with intersubjective clinical facts. The International Journal of Psycho-Analysis, 75 (Pt 1), 3–19.

Ogden, T. H. (1994b). The concept of interpretive action. The Psychoanalytic Quarterly, 63(2), 219–245. https://doi.org/10.1080/21674086.1994.11927413

Ogden, T. H. (1994c). Projective identification and the subjugating third. In Subjects of Analysis. https://www.taylorfrancis.com/books/9780429480515

Ogden, T. H. (1995). Analysing forms of aliveness and deadness of the transference-countertransference. The International Journal of Psycho-Analysis, 76 (Pt 4), 695–709.

Ogden, T. H. (1996a). The perverse subject of analysis. Journal of the American Psychoanalytic Association, 44(4), 1121–1146. https://doi.org/10.1177/000306519604400407

Ogden, T. H. (1996b). Reconsidering three aspects of psychoanalytic technique. The International Journal of Psycho-Analysis, 77 (Pt 5), 883–899.

Ogden, T. H. (1997a). Reverie and Interpretation. The Psychoanalytic Quarterly, 66(4), 567–595. https://doi.org/10.1080/21674086.1997.11927546
Ogden, T. H. (1997b). Reverie and metaphor. Some thoughts on how I work as a psychoanalyst. The International Journal of Psycho-Analysis, 78 (Pt 4), 719–732.
Ogden, T. H. (2001). Analytische Träumerei und Deutung: Zur Kunst der Psychoanalyse. Berlin: Springer.
Ogden, T. H. (2003). On not being able to dream. The International Journal of Psychoanalysis, 84(1), 17–30. https://doi.org/10.1516/1D1W-025P-10VJ-TMRW
Ogden, T. H. (2004a). An introduction to the reading of Bion. The International Journal of Psychoanalysis, 85(2), 285–300. https://doi.org/10.1516/3TPR-AXTL-0R8M-7EQ0
Ogden, T. H. (2004b). This art of psychoanalysis. Dreaming undreamt dreams and interrupted cries. The International Journal of Psycho-Analysis, 85(Pt 4), 857–877. https://doi.org/10.1516/0020757041557575
Ogden, T. H. (2004c). The analytic third: Implications for psychoanalytic theory and technique. The Psychoanalytic Quarterly, 73(1), 167–195. https://doi.org/10.1002/j.2167-4086.2004.tb00156.x
Ogden, T. H. (2006). Frühe Formen des Erlebens. Gießen: Psychosozial.
Ogden, T. H. (2007). On talking-as-dreaming. The International Journal of Psychoanalysis, 88(3), 575–589. https://doi.org/10.1516/PU23-5627-04K0-7502
Ogden, T. H. (2010). Das analytische Dritte, das intersubjektive Subjekt der Analyse und das Konzept der projektiven Identifizierung. In M. Altmeyer & H. Thomä (Hrsg.), Die vernetzte Seele: Die intersubjektive Wende in der Psychoanalyse, 2. Aufl. (S. 35–64). Stuttgart: Klett-Cotta.
Ogden, T. H. (2019). Gespräche im Zwischenreich des Träumens: Der analytische Dritte in Träumen, Dichtung und analytischer Literatur. Gießen: Psychosozial-Verlag.
Ogden, B. H., & Ogden, T. H. (2012). How the analyst thinks as clinician and as literary reader. Psychoanalytic Perspectives, 9(2), 243–273. https://doi.org/10.1080/1551806X.2012.716304
Orange, D. M., & Ross, W. F. (2004). Emotionales Verständnis und Intersubjektivität: Beiträge zu einer psychoanalytischen Epistemologie. Frankfurt a. Main: Brandes & Apsel.
Parsons, M. (2005). Introduction. In C. Botella & S. Botella (Hrsg.), The work of psychic figurability: Mental states without representation (S. xvii–xxiii). London: Routledge.
Pinkas-Samet, S. (2016a). Psychic fragments and changing bodies: Theoretical and clinical applications of bodily reverie. Body, Movement and Dance in Psychotherapy, 11(4), 206–219. https://doi.org/10.1080/17432979.2015.1134659
Pinkas-Samet, S. (2016b). Falling in and out of deep sleep: Embodied processes of awakeness and sleep in psychodynamic therapy. International Body Psychotherapy Journal The Art and Science of Somatic Praxis, 15(2), 66–77.

Rizzolatti, G., Fadiga, L., Fogassi, L., & Gallese, V. (1999). Resonance behaviors and mirror neurons. Archives Italiennes De Biologie, 137(2–3), 85–100.

Romanyshyn, R. D. (2013). The wounded researcher: Research with soul in mind. New Orleans: Spring Journal Books.

Searles, H. F. (1975). The patient as therapist to his analyst. In Tactics and Techniques in Psychoanalytic Theory: Bd. II: Countertransference (S. 95–151). Jason Aronson, Inc.

Simner, J. (2012). Defining synaesthesia. British Journal of Psychology, 103(1), 1–15. https://doi.org/10.1348/000712610X528305

Simner, J., Glover, L., & Mowat, A. (2006). Linguistic determinants of word colouring in grapheme-colour synaesthesia. Cortex, 42(2), 281–289. https://doi.org/10.1016/S0010-9452(08)70353-8

Simner, J., Mulvenna, C., Sagiv, N., Tsakanikos, E., Witherby, S. A., Fraser, C., Scott, K., & Ward, J. (2006). Synaesthesia: The prevalence of atypical cross-modal experiences. Perception, 35(8), 1024–1033. https://doi.org/10.1068/p5469

Singer, W. (2009). Der Beobachter im Gehirn: Essays zur Hirnforschung. Berlin: Suhrkamp.

Sparks, J. G. (2007). At the heart of the matter: Synchronicity and Jung's spiritual testament. Toronto: Inner City Books.

Stern, D. N., Bruschweiler-Stern, N., Harrison, A. M., Lyons-Ruth, K., Morgan, A. C., Nahum, J. P., Sander, L., & Tronick, E. Z. (2001). Die Rolle des impliziten Wissens bei der therapeutischen Veränderung – Einige Auswirkungen entwicklungspsychologischer Beobachtungen für die psychotherapeutische Behandlung Erwachsener. PPmP – Psychotherapie, Psychosomatik, Medizinische Psychologie, 51(3/4), 147–152. https://doi.org/10.1055/s-2001-12386

Ward, J., & Banissy, M. J. (2015). Explaining mirror-touch synesthesia. Cognitive Neuroscience, 6(2–3), 118–133. https://doi.org/10.1080/17588928.2015.1042444

Ward, J., Schnakenberg, P., & Banissy, M. J. (2018). The relationship between mirror-touch synaesthesia and empathy: New evidence and a new screening tool. Cognitive Neuropsychology, 35(5–6), 314–332. https://doi.org/10.1080/02643294.2018.1457017

Will, H. (2016). Ungesättigte und gesättigte Deutungen: Psyche, 70(01), 2–23. https://doi.org/10.21706/ps-70-1-2

Winnicott, D. W. (1964). Memories, dreams, reflections. International Journal of Psychoanalysis, 45, 450–455.

Winnicott, D. W. (2010). Playing and reality. London: Routledge.

Winnicott, D. W. (2018). Vom Spiel zur Kreativität. Stuttgart: Klett-Cotta.

Stichwortverzeichnis

I

K

M

N

P

R

S

T

U

V

Z